대한민국
최고의 명의가
들려주는

위암

SNUH
서울대학교병원
Health+1

대한민국 최고의 명의가 들려주는

위암

초판 1쇄 발행 2013년 10월 5일
초판 8쇄 발행 2023년 11월 30일

지은이 양한광 외

펴낸곳 서울대학교출판문화원
주소 08826 서울 관악구 관악로 1
도서주문 02-889-4424, 02-880-7995
홈페이지 www.snupress.com
페이스북 @snupress1947
인스타그램 @snupress
이메일 snubook@snu.ac.kr
출판등록 제15-3호

ISBN 978-89-521-1499-0 04510
978-89-521-1498-3 (세트)

SNUH 서울대학교병원
Health+1

대한민국
최고의 명의가
들려주는

위암

서울대학교병원 외과 교수 **양한광 외**

서울대학교출판문화원

첨단 지식정보화 사회에 들어 눈부신 의학발전에도 불구하고 여전히 병마와 싸우는 수많은 환자들이 있기에 우리는 한시라도 마음이 편할 수가 없습니다.

서울대학교병원 Health⁺ 시리즈는 정보의 홍수시대에 근거가 빈약한 의학정보가 무분별하게 난무하는 상황에서 의학적 근거와 기준을 제시하며 표준화된 건강정보를 제공하고자 발간되었습니다.

특히 이 책은 대한민국 암 발생률 1위인 위암을 시작으로 유방암, 간암, 췌장암 등 다양한 암 질환과 각종 질병까지 의료진이 오랜 기간 걸쳐 축적해 온 경험과 의학지식을 알기 쉽게 풀어가고 있습니다. 또한 각 질환별로 증상, 진단, 치료, 재활, 건강관리 등 환자들이 궁금해 하는 점을 중심으로 일반인들도 이해하기 쉽게 구성되어 있습니다.

무엇보다 이 시리즈를 통해 서울대학교병원 최고 명의들이 건강과 질병에 대한 전문적 지식을 국민들과 함께 공유함으로써 국가중앙병원으로서 국민건강관리의 올바른 방향을 제시하고 평생건강을 계획하고 관리하게 된 것은 정말 소중한 일이 아닐 수 없습니다.

이 책의 발간에 수고를 아끼지 않은 원고 집필 교수진과 서울대학교출판문화원 편집진에게 감사를 드리며, 이번 Health+ 시리즈 발간이 우리 모두의 건강한 미래를 밝히는 소중한 길잡이로서 국민 모두가 더욱 건강하고 행복한 삶을 영위해 나가는 뜻깊은 계기가 되기를 기대합니다.

2013년 8월 25일

서울대학교병원장

얼마 전 미국에 사는 교포 대학생에게서 이메일을 받았다. 자신은 이민 2세로 여름방학 동안에 서울대학교병원에 와서 위암에 대한 연구를 하고 싶다는 내용이었다. 그 이유를 물으니 어머니가 젊은 나이에 위암으로 세상을 떠나셨고, 교포들 가운데도 위암 환자가 많아 위암에 대한 연구를 해보고 싶다고 했다.

2010년 우리나라 위암 환자 발생률을 조사해 보면, 전체 암 발생률 중 14.9%로 2위를 기록하고 있다. 그러나 그전까지는 위암 발생률이 암 발생률 1위였다. 이제 1위 자리를 갑상샘암에게 내주었지만 우리나라에서 위암은 아직도 많이 발생하는 암이다.

도대체 무엇이 이렇게 위암을 발생시키는가? 또 많은 환자들이 완치하지 못하고 고통받으며 세상을 떠나는가? 그렇다면 위암을 막을 방법은 없는가? 위암이 의심스러운 증상은 어떤 것이 있는가? 위암을 일찍 발견할 수 있는 방법은? 또 위암을 진단받은 다음에 치료는 어떻게 해야 하는가? 집안에 여러 명의 위암 환자가 있다면 유전되는 것인가? 또 병원에 가면 임상 연구에 참여하라는 이야기를 많이 듣는데 이런 것은 어떻게 이해해야 하는가? 등등 온갖 의문이 많다. 의료 전문가가 아닌 일반인들로서는 이 모든 것이 궁금할 수밖에 없다. 집안에 위암으로 진단된 가족이 있으면 더더욱 그럴 것이다.

필자는 이 책에서 이런 질문들에 대한 독자들의 궁금증을 풀어 주려고 한다. 이 책이 위암을 이해하고 진료받고 치료해 나가는 데 도움이 될 것이다.

이 글을 읽는 분들 중에 '나는 건강한데 암은 무슨 암'이라고 생각할지도 모르겠다. 그러나 암은 우리나라 사망 원인의 제일 큰 원인이 되었고, 그중에도 위암이 1/6이니 그렇게만 생각해서는 안 된다. 위암은 일찍 발견만 하면 얼마든지 완치할 수 있다.

대한암협회 등의 공공기관 및 언론 등에서도 꾸준히 위암 검진에 대한 홍보를 펼쳐 대한위암학회의 조사에 따르면 1990년대에는 30%에 지나지 않던 조기 위암 발견 비율이 2009년에는 60%에 가까워진 것으로 나타났다. 2011년에는 서울대학교병원에서 내시경 절제를 포함한 수술 환자의 70%가 1기 위암이었다. 조기 발견으로 그만큼 더 많은 환자들이 완치를 기대하게 되었다.

국민들이 위암에 대해 잘 알고 있으면 결국 위암을 일찍 발견하게 된다. 우리나라는 비록 위암 발생 일등 국가이나 위암으로 세상을 떠나는 환자가 더 이상 없는 날이 하루빨리 오기를 희망한다.

양한광(서울대학교병원 외과 교수)

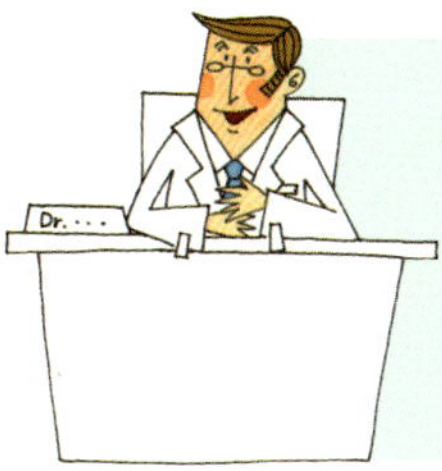

KBS 〈무엇이든 물어보세요〉(2013.5.15. 방송)

EBS 〈명의〉(2010.10. 방송)

KBS 〈생로병사〉(2009.11. 방송)

권장도서 《마지막 선물》, 김영균 저

질병 체험 이야기 위암 부분: www.heathstory4u.co.kr

차 례

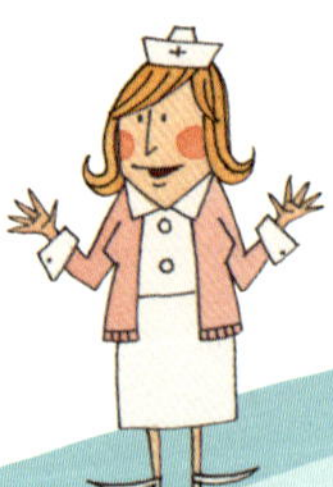

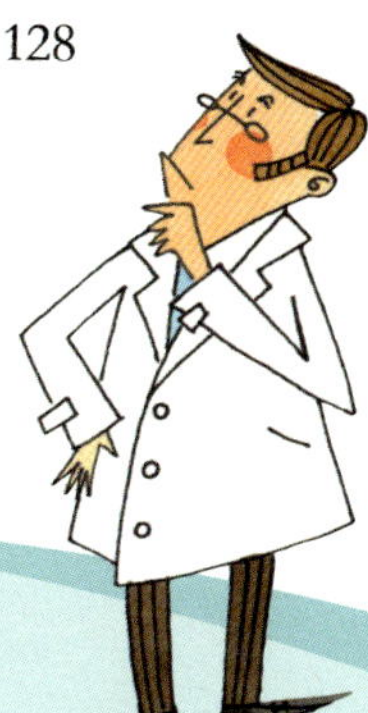

01

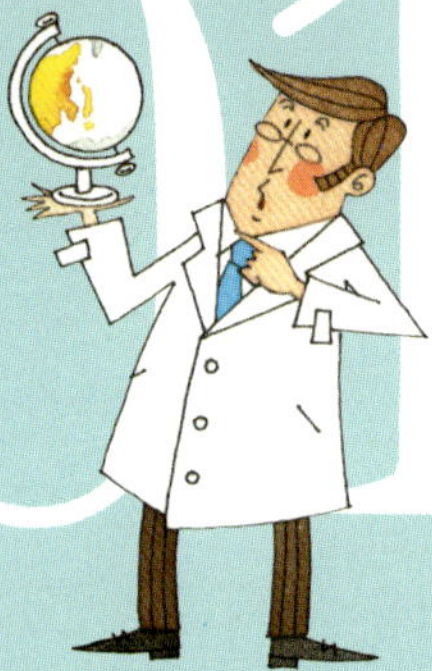

궁금하다, 위암 발생률!

암의 사망률 통계로 보면 우리나라 국민의 사망 원인 1위가 암이다.
위암은 얼마나 많이 발생하는가?

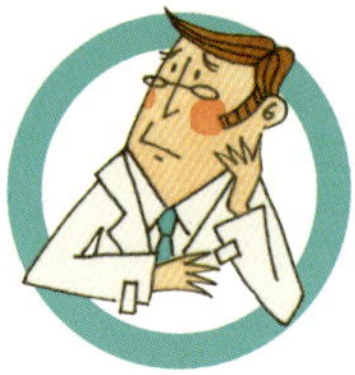

대한민국 세계 최고 위암 발생률, 주로 중장년층에 많지만 20~30대에도 발생

위암이 많이 발생하는 나라는 극동아시아, 중앙아시아 국가, 중미 국가 등이다. 특히 한국, 일본, 중국이 최상위로 이 중에서도 한국의 위암 발생률은 세계 최고이다. 2003~2007년 우

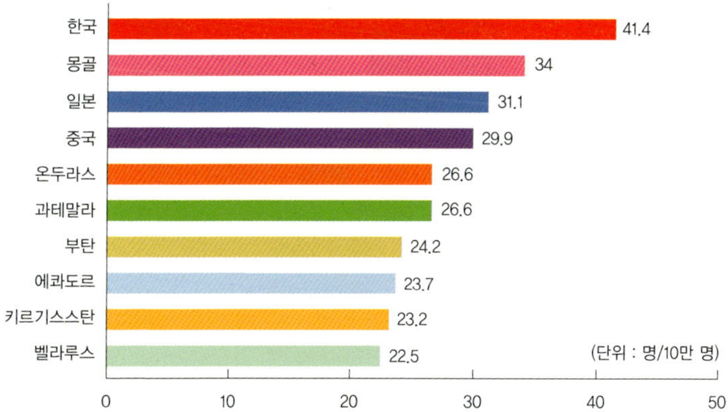

그림 1. 세계 각국의 인구 10만 명당 위암 발생률

리나라의 암 환자 발생자는 총 727,089명이었는데, 그중 위암 환자가 18.4%로 가장 많았다. 오랜 기간 위암은 우리나라에서 높은 발생률을 보이는 암의 자리를 굳건히 지키고 있는 대한민국 대표 암이라 할 수 있다.

암에 따라서는 완치율이 달라 갑상샘암이나 유방암은 10년 생존율을 따지지만 위암은 5년 생존율을 따진다. 위암은 그만큼 상대적으로 빨리 자라고 생존 여부가 일찍 판정난다. 위암을 치료하지 않으면 암이 진행되어 결국 환자는 죽음에 이른다. 심지어 옛날에는 위암은 당연히 죽는 병으로 여겼다.

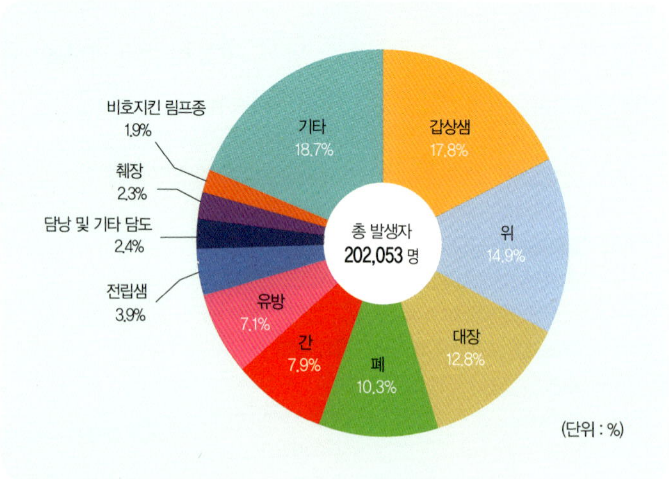

그림 2. 암 발생분율 남녀 전체(한국중앙암등록본부 암등록 통계, 2010)

그러나 다행스럽게도 위암은 조기에 진단되는 경우가 점차 늘고 의학의 발달 등에 힘입어 치료 효과가 높아지고 있어, 발생률은 높지만 사망률은 차츰 감소하고 있는 추세다. 그런 까닭에 자칫 '이제 위암은 무서운 병이 아니다'라고 생각할지 모르나 그렇지 않다.

일찍 발견하지 못해 주변 장기로 퍼져 나갔을 때에는 항암제에도 잘 듣지 않아 결국 환자는 고통 속에 세상을 떠나야 하는 여전히 무서운 병이다. 반면에 암이 시작된 곳에서 멀리 퍼져 나가기 전에 치료를 잘 받으면 충분히 나을 수 있는 병이다.

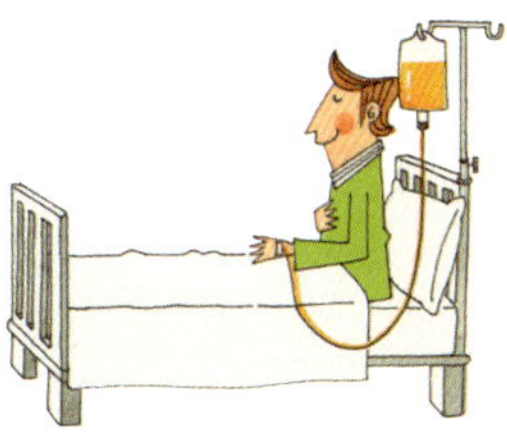

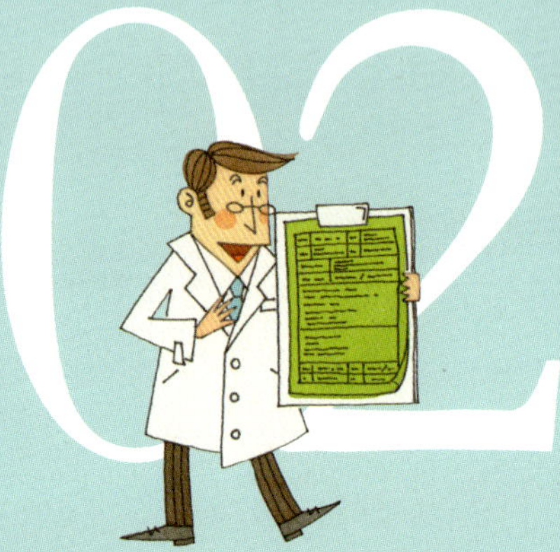

위암이란 무엇인가?

위암이란 인체의 장기 중 위에서 발생하는 악성종양을 일컫는 말이다. 위에서 발생하는 암은 조직 기원에 따라 여러 가지가 있다. 위에 생기는 악성종양에는 위 점막 상피에서 생기는 위선암과 점막하층에서 생기는 기질성 종양, 악성 림프종, 근육 육종 등이 있다. 그런데 위 점막에서 발생하는 선암이 가장 흔하여(90% 이상) 위암이라고 하면 대개 위선암을 말한다.

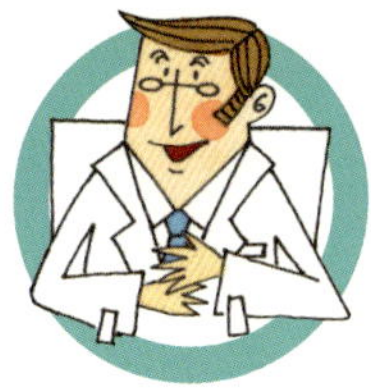

점막층 이상의 침범이 있으면 주변 림프절 전이가 시작

정상 세포는 일정 정도 자라고 나면 분열을 중단하지만, 암세포는 계속 분열하고 주변 조직을 뚫고 나아가서 혈관이나 림프관을 따라 퍼진다. 퍼져 나간 암세포는 우리 몸의 중요 장기를 마비시키면서 사망에 이르게 한다.

위선암은 위의 가장 안쪽을 싸고 있는 점막층에서 발생하여 혹이나 궤양의 형태로 커지면서 점점 점막하층, 근육층, 장막층으로 침범하고, 결국엔 위벽을 뚫고 나와 복강

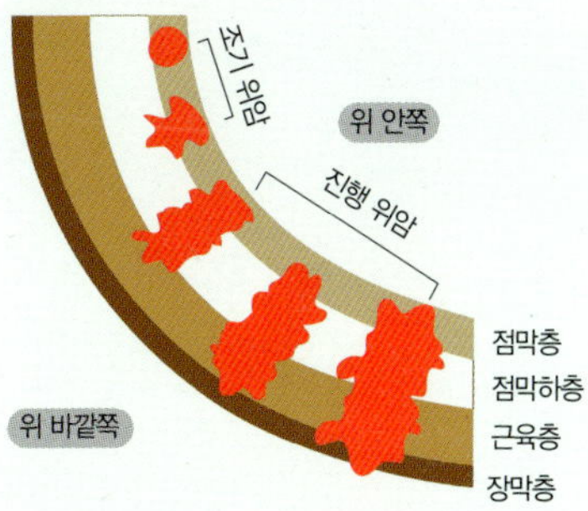

그림 3. 위벽의 구조와 위암

내 복막으로 퍼진다.

한편 위암 세포가 점막층 이상의 위벽을 뚫고 침범하면 림프관을 파고 들어가 위 주위의 림프절로 옮겨갈 수 있다(림프절 전이). 혈관을 침범하면 간, 골수 등 다른 장기와 전신으로 퍼진다(혈액성 전이).

암세포가 점막층과 그 아래 점막하층에만 있는 경우를 조기 위암이라고 하며, 점막하층을 넘어 그 이상을 침범한 경우에는 진행 위암이라고 한다. 조기 위암일 때는 수술로 거의 대부분 완치가 가능하지만 진행 위암은 재발과 전이의 가능성이 높아진다.

이러한 위암은 세계적으로도 발생률이 매우 높은 암으로 전 세계 암 발생률의 2, 3위를 차지한다. 또한 여성보다 남성이 두 배가량 더 많이 걸린다. 서울대학교병원의 자료를 보면 주로 40세 이상에서 많이 발병하지만 어느 연령도 위암에서 자유로울 수 없다.

Hospital Memo

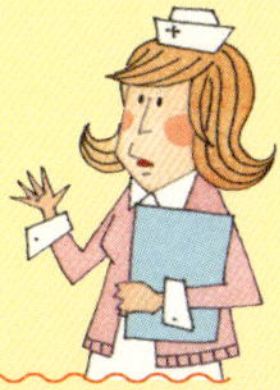

위에 대한 간단한 프로필

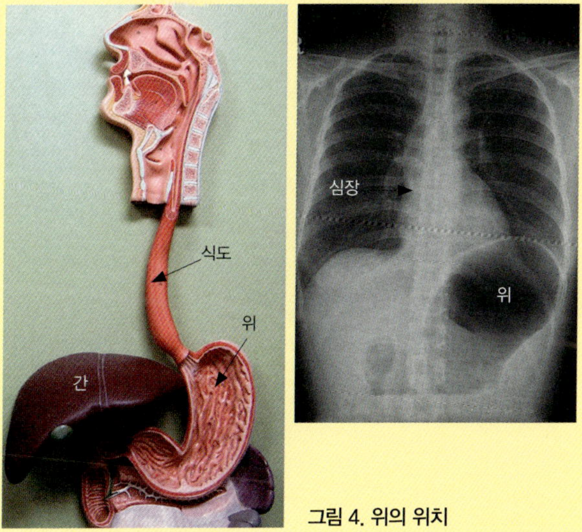

그림 4. 위의 위치

위는 겉에서 보면 명치 아래에 있고, 식도로 넘어온 음식을 저장하여 서서히 십이지장으로 넘기는 역할을 한다. 자신의 주먹 두 개 정도의 크기로 신축성이 크다.

우리가 밥 한 그릇, 불고기 몇 인분, 국 그리고 물, 후식을 한꺼번에 먹을 수 있는 것은 위가 신축성이 있어서 늘어나기 때문이다.

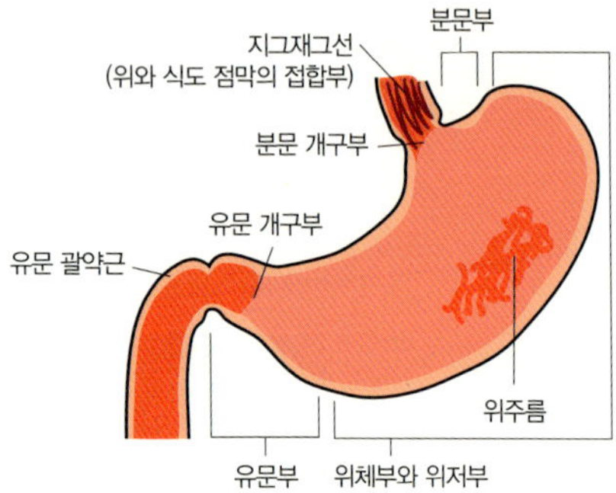

그림 5. 위의 구조

위의 안쪽은 점액을 분비하는 점막이 있고 아래 근육층이 수축하며 음식을 분쇄하고 십이지장으로 내려 보낸다. 위는 수축운동과 연동운동을 하는데, 수축운동과 위에서 분비되는 위액으로 음식물의 영양분을 소화시켜 죽처럼 만든 뒤 연동운동하여 조금씩 3~5시간에 걸쳐 십이지장으로 내려 보낸다.

보통 수술 전에는 적어도 6시간 금식을 하는데, 위에 내용물이 남아 있으면 구토할 때 위의 내용물이 폐로 들어갈 수 있기 때문이다.

음식물이 위를 통과하는 시간은 음식 종류에 따라 다르다.

일반적으로 차가운 것과 부드러운 것은 빠르고, 따뜻한 것과 딱딱한 것, 기름진 것은 느리다. 물과 차 등의 액체는 몇 분 정도, 보통의 음식물은 1~2시간이면 통과하지만 기름진 것은 3~4시간 이상 걸려야 통과한다.

이러한 위의 운동은 교감신경과 미주신경에 의해 조절되지만 정신적인 스트레스가 영향을 주기도 한다.

위암이 진행되면 위벽을 위암으로 많이 차지하게 되어 위가 뻣뻣하게 되어 확장되지 않아 조금만 먹어도 더부룩하게 느껴지고, 또 유문이 위암으로 막히면 위가 늘어나고 환자가 토하게 된다. 반면에 식도와 위의 경계인 분문부에 위암이 자라게 되면 음식이 넘어갈 때 걸리는 것을 느끼기 시작하고 심지어는 액체가 아니면 먹지 못하게 되어 병원을 찾게 된다.

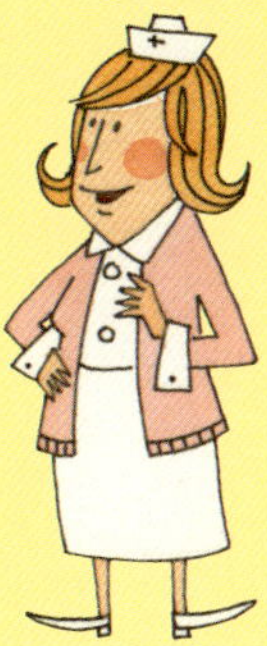

03

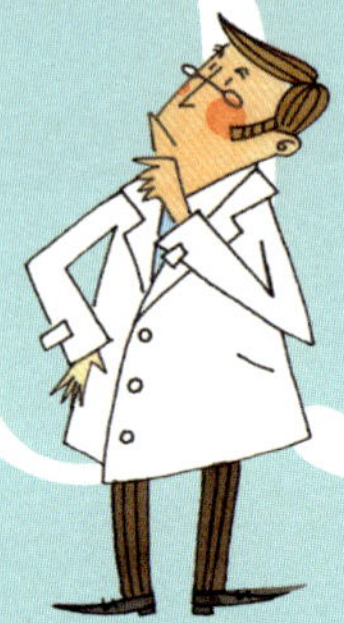

한국인, 왜 위암에 잘 걸리는가?

한국, 일본, 중국에서 전 세계 위암의 50% 이상이 발생한다. 이렇게 서양에 비해 한국과 일본 등 아시아에서 위암 발생률이 높은 것은 왜 그럴까? 혹시 인종의 차이 때문일까? 동양인이 체질적으로 백인이나 흑인보다 위암에 잘 걸리는 건 아닐까?
즉, 인종과 같은 유전적 내부 요인과 환경, 또는 식생활 습관과 같은 외부 요인 중 어느 것이 영향을 많이 미칠까?

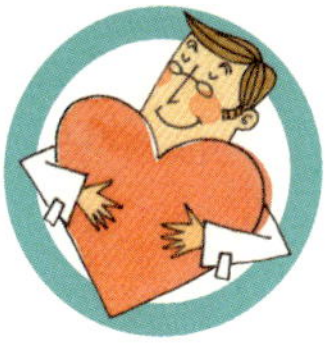

유전적 요인보다는 외부 환경적 요인

유전적 요인과 외부 환경적 요인 중에서 어느 것이 위암 발생에 많은 영향을 줄까에 대한 대답이 될 연구가 있다. 미국으로 이민 간 한국인과 일본인 2, 3세의 위암 발생률과 한국과 일본 본토에 사는 한국인과 일본인의 위암 발생률을 비교해 본 연구이다. 동양인이라는 유전적 요인이 주요 원인이라면 이민 가서 살고 있는 일본인이나 일본 본토의 일본인이나 위암 발생률이 크게 다르지 않을 것이다. 그러나 연구 결과를 보면 미국에서 생활하는 한국인과 일본인의 위암 발병률은 본토에 거주하는 이들보다 훨씬 낮다. 특히 식생활 습관이 미국 방식으로 바뀐 세대에서 더 큰 차이가 났다. 이 결과는 유전적 요인보다는 외부 환경적 요인, 특히 식생활의 차이가 위암 발생률에 영향을 미치는 것으로 추측된다. 즉 한국인이 위암에 잘 걸리는 이유는 동양인이기 때문이 아니라 위암 발생률을 높이는 우리의 식습관과 연관이 있기 때문이다.

위암에 많이 걸리는 식습관

어떤 음식물이 암을 잘 일으키는지에 대해서는 논란이 많으나 대체로 짠 음식을 많이 먹는 사람들에게 위암이 많이 발생한다고 알려져 있다. 한국인의 하루 소금 섭취량은 약 20g으로 서양인 섭취량의 두 배에 가까울 정도로 많다. 우리나라뿐 아니라 소금에 절인 생선을 먹는 음식 문화를 가진 일본, 핀란드, 아이슬란드 등에서도 위암 발생률이 높다. 짠 음식이 위 점막을 손상시켜 암이 자라기 좋은 환경으로 만들기 때문이다.

그 외에도 태운 음식이나 훈제 식품의 섭취, 비타민 부족, 방부제로 쓰이는 아질산염 등이 암의 원인이라고 의학계는 보고 있다.

신선하지 않은 음식 섭취도 위암 발생률을 높인다. 1930년대 미국의 암 발생률 중 1위 암은 위암이었다. 그러나 냉장고가 보급되기 시작하면서 1950년대 이후 미국의 위암 발생률은 14위로 떨어졌다. 냉장고가 보급되어 신선하고 깨끗한 음식물을 먹을 수 있게 되어 변질된 음식에서 발생되는 발암물질의 섭취가 줄었기 때문이다. 사실 음식을 오래 보관하기 위해 소금에 절이다 보니 짜게 먹게 되었는데 의학자들은 이를 근거로 신선하지 않은 음식 섭취가 위암이 생기는 가장 큰 요인이라고 말하기도 한다.

그 외에 위암 발생은 헬리코박터균의 감염과 큰 상관 관계가 있어 세계보건기구에서는 헬리코박터균을 중요 발암 인자로 규정하고 있다.

반면 유전적 요인은 앞서 언급한 바와 같이 중요 인자는 아니나, 극히 소수 가계에서는 특징 유전자의 돌연변이가 대물림하면서 위암을 유발한다. 가족성 위암에 대하여는 뒤에 좀 더 자세히 설명하겠다.

2009년에 열린 아시아태평양 암학회에서 위암 전문가 패널은 위암의 원인으로 헬리코박터균의 감염과 환경 요인인 소금·소금에 절인 식품·훈제 식품·음주·흡연·과체중 등을 꼽았고, 그 외 유전적 요인으로 여러 가지 유전자 변이가 관여할 수 있다고 정리하였다.

위암의 원인은 이렇듯이 어느 한 가지만이라고 단정 지을 수 없고 여러 가지가 복합적으로 작용한다고 본다.

Hospital Memo

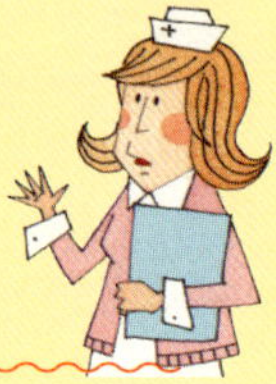

위에 생기는 질병들

급성 위염

정의 갑자기 일어나는 위벽, 특히 위 점막의 급성 염증을 말한다.

증상 복부 불쾌감, 메스꺼움, 속 쓰림, 구토, 식욕부진, 두통 등.

원인 상하거나 자극성이 강한 음식의 섭취, 식중독, 아스피린·스테로이드·다량의 커피나 차 또는 향신료의 섭취.

만성 위염

정의 위 점막에 생기는 만성적인 염증으로 급성 위염과는 달리 그 원인이 불분명한 경우가 많다.

증상 명치 부위의 쓰림, 상복부 팽만감, 구토, 소화불량 등.

원인 장기간에 걸친 불규칙한 식생활과 소화장애, 자극적인 음식물 섭취 및 약물 복용, 음주, 흡연, 스트레스.

위궤양

정의 위 점막이 헐어 점막층보다 깊이 패인 것을 말한다.

증상 명치 부위의 날카로운 통증, 식욕 감퇴, 소화불량, 상복부 팽만감, 위산 역류, 구토, 체중 감소, 위출혈 및 그것으로 인한 검은 변 등.

원인 헬리코박터 파이로리라는 세균의 감염, 정신적·육체적 스트레스, 위의 공격 인자인 펩신과 위산, 방어 인자인 위 점막 저항력의 불균형, 알레르기, 비스테로이드성 소염제, 흡연, 아스피린 등.

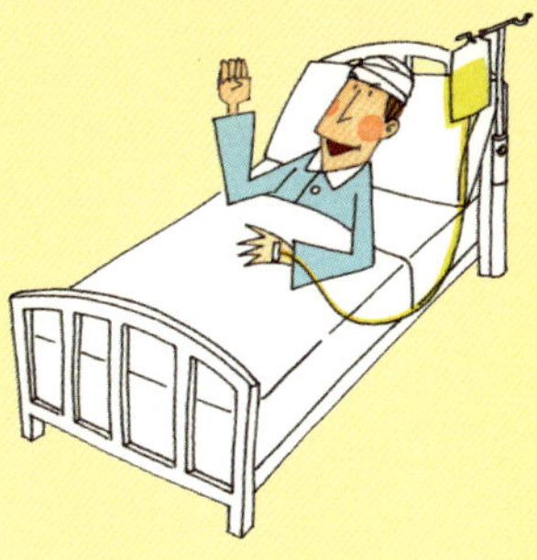

04

알쏭달쏭, 위암의 증상

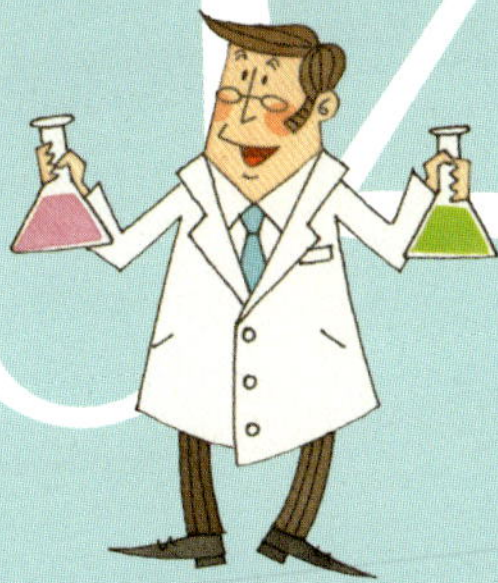

암을 이야기할 때 빠지지 않는 것이 조기 발견의 중요성이다. 조기에 발견만 하면 암이라도 완치가 가능하기 때문이다. 그런데 문제는 병원의 정기검진을 통하지 않고는 조기 발견이 어렵다는 것이다. 위암은 자각증상이 거의 없기 때문에 스스로 증상을 느껴 조기에 발견하기는 어렵다.

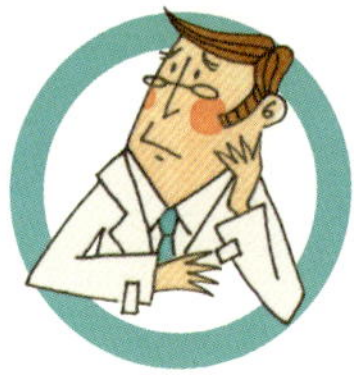

자각증상이 없는 위암

위암은 초기에는 자각증상이 거의 없는데, 증상이 있다 해도 상복부 불쾌감이나 통증, 소화불량 등의 일상적인 생활에서 자주 나타나는 증상과 비슷하다.

물론 위암이 진행되면 구토, 식사 시 조기 포만감, 음식을 삼키기 어려운 연하곤란 등이 있을 수 있고 체중 감소, 식욕부진, 전신 피로 등의 전신 증상이 나타날 수 있다.

그러나 이 역시 위염이나 위궤양이 있을 때도 나타날 수 있는 증상이라 소화제나 제산제를 장기 복용하면서 대증요법(원인이 아니고 증세에 대해서만 실시하는 치료법)만 하다가 치료 시기를 놓치는 경우가 허다하다.

심지어는 상복부에서 종괴가 만져지는 상태에서 의사를

찾아오는 환자도 있다. 사실 배에서 뭔가가 만져질 정도로 진행된 경우는 매우 심각한 상태이다.

위암이 진행되면 암 부위가 헐어 조금씩 출혈을 하게 되는데 출혈량이 많지 않으면 증상으로 나타나지 않고 대변 잠혈 반응에 양성 정도로 나타난다. 출혈이 늘면 머리가 무겁다거나 어지럽고, 쉽게 피로하고, 조금만 힘든 일을 해도 숨이 가빠지는 등 빈혈과 연관되는 증상이 나타난다.

아무런 증상도 없이 찾아오는 불청객

위암으로 인한 출혈량이 상당히 많을 때는 대변이 짜장 같은 색깔로 나오는데, 피가 소화관을 거치면서 검게 변해서 그런 것이다. 위암 부위에서 큰 혈관이 터지면 출혈이 위를 부풀리고 토하게 한다. 이 경우 대개 선혈의 피를 토하여 환자는 응급실로 온다. 이때 토하는 피의 양이 많으면 쇼크 상태에 빠질 수도 있다.

이처럼 소화기계 증상과 달리 출혈과 관계되는 흑색 변이 나오거나 또는 피를 토하면 환자들은 놀라 병원을 찾고, 그때서야 비로소 위암을 발견하기도 한다.

아스피린이나 항응고제를 복용하는 환자들은 위암이 있는

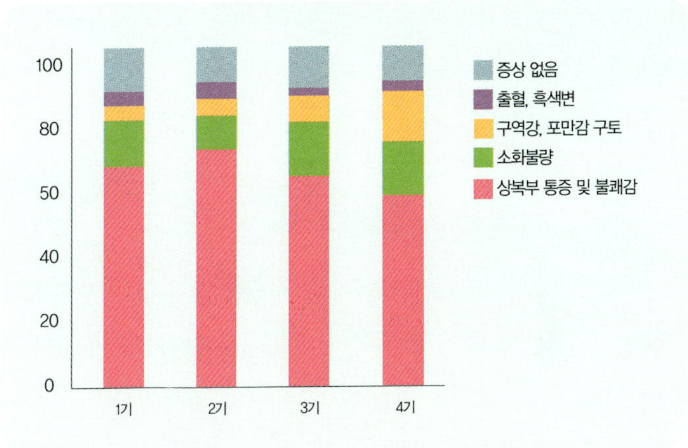

그림 6. 위암의 병기별 증상 분포(출처 : 서울대학교병원 외과, 1999)

줄 모르고 있다가 출혈 증상으로 위암을 발견하는 경우도 있다. 만약 아스피린이나 항응고제를 복용하지 않았다면 출혈이 적어 자신도 모르게 위암이 계속 진행되었을 수도 있다.

1기 위암에서도 출혈 관련 증상이 있을 수 있다(그림 6). 그러나 이러한 증상이 느껴질 때는 이미 암이 많이 진행되어 있는 경우가 많다. 참고로 암의 진행 정도를 병기라 한다.

더욱 놀랄 일은 그림 6에서 보는 바와 같이 4기 위암 환자 중 10%의 환자가 진단받을 때 아무런 증상을 느끼지 못했다는 사실이다. "나는 평생에 병원 한 번 간 적이 없고, 주사 한 번 맞은 적 없이 건강에는 자신이 있고, 위암을 의심할 만한 아무 증상도 없는데 위암 4기가 무슨 말이냐?"라는 환자나 가족의 반문이 나오는 것도 이 때문이다.

정기적인 건강검진으로 예방을 하자

언젠가 46세 남자 위암 환자를 수술했는데 사업을 열심히 확장하고 있던 중 속이 더부룩하여 검진하였다가 위암을 발견하여 찾아왔다. 그러나 수술해 보니 이미 십이지장 가까이에 발생한 위암은 췌장을 침범하였고 중요 혈관에도 침범이 있는 4기 위암 환자였다. 외과적으로는 음식이 넘어갈 수 있도록 위와 소장을 연결하는 수술밖에 할 수가 없었다. 전날까지만 해도 열심히 살아가던 가장이었지만 이제 시한부 생명의 선고를 받았으니 가족의 슬픔은 이루 말할 수가 없을 것이다.

이런 사례가 멀리 남의 이야기가 아니다. 아직도 주변의 많은 위암 환자가 시기를 놓치고 있다. 그러므로 위암을 조기에 발견하기 위해서는 자각증상에 너무 의존하지 말아야 하며, 증상이 없을 때라도 검진을 받는 것이 조기 발견을 위한 길이다. 40대 이후의 성인 남녀는 특별한 위장 장애 증상이 없어도 1~2년에 한 번씩 위내시경 검사를 받는 것을 권장하고 있다. 또한 속쓰림이나 소화불량 등이 지속될 때에는 나이에 관계없이 자의적인 판단으로 가볍게 여기지 말고 의사와 상의하여 위내시경 검사를 받는 것이 좋다. 요즈음에는 직장의 건강검진에서도 위내시경 검사를 옵션으로 선택할 수 있는 경우가 많으니 독자들은 꼭 검사 받기를 권한다.

2011년 서울대학교병원에서 위암으로 내시경 절제나 위 수술을 받은 환자의 65%가 증상이 없는데 건강검진에서 발견된 환자들이었다.

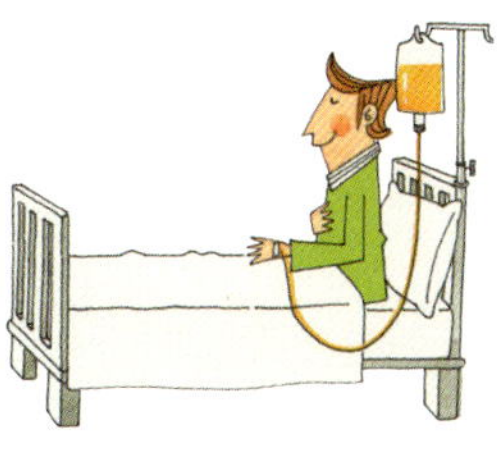

05

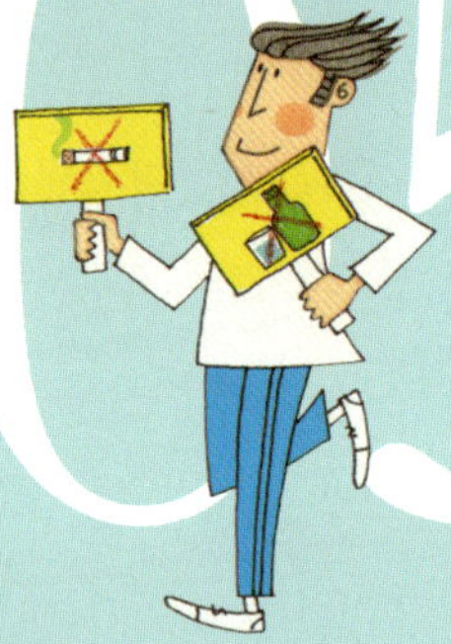

위암, 예방할 수는 없나?

위암을 예방하려면 위암이 생기는 원인을 알아야 한다. 앞서 살펴본 바와 같이 위암이 왜 발생하는지 정확한 원인은 밝혀지지 않았다. 따라서 생활 습관 등 위험 요소를 피하는 1차적인 예방만으로는 완전히 암을 예방할 수가 없다. 그러므로 현재로서는 주기적인 검진을 통해 조기에 발견하는 것이 최선의 방법이다.

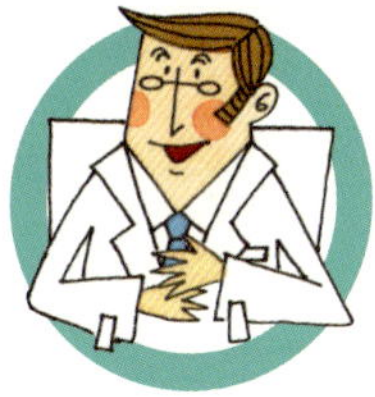

위암을 발생시키는 위험 요소들

위암 발생과 연관이 높은 것으로 보고되는 위험 요소를 잘 알아두어 다음 사항을 실천하기 바란다.

먼저 금연을 해야 한다. 담배는 위암은 물론 모든 암의 발생률을 높이므로 반드시 피해야 한다. 또한 지나치게 짠 음식은 피하는 것이 좋다. 짠 음식은 위 점막을 손상시켜 암이 자라기 좋은 환경을 제공하기 때문이다.

동시에 신선한 과일과 야채를 많이 섭취하는 것이 좋다. 신선한 야채는 염분을 중화시키거나 약화시킨다.

불에 탄 음식의 섭취는 피한다. 탄 고기나 생선에는 위암 발생을 높이는 물질이 포함되어 있다고 보고되었다. 감미료와 색소, 향신료에 포함된 '질산염'이란 물질은 상온에서 발암물질인 '아질산염'으로 변질된다. 마지막으로 속쓰림이나 소화불량 등이 지속될 때 의사와 상의하여 위내시경 검사를 받도록 한다. 특히 다시 한번 강조하는 것은 40대 이후의 성인 남녀는 특별한 위장 장애 증상이 없더라도 1~2년에 한 번씩 위내시경 검사를 하여 위암으로부터 안전하다는 것을 확인받는 것이 좋다.

Hospital Memo

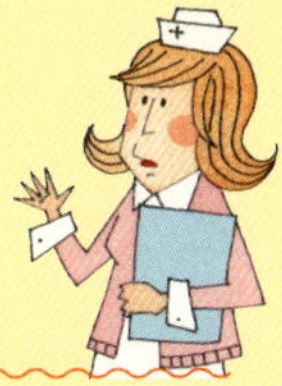

위암을 예방해 주는 음식

일반적으로 두부 등 단백질이 풍부한 음식과 비타민 A, 비타민 C, 비타민 E가 함유된 신선한 녹황색 채소와 과일, 우유 등이 위암을 예방하는 데 도움을 주는 음식으로 알려져 있다.
그러나 이러한 음식들을 집중적으로 아무리 많이 먹어도 완벽하게 위암이 예방되는 것은 아니다. 다만 예방에 어느 정도 도움이 될 수는 있다는 것이다.
우리나라 사람들은 어떤 것이 좋다고 하면 마치 유행처럼 그것만 집중적으로 먹는 경향이 있다. 아직 명확히 밝혀지지 않은 상황에서는 골고루 먹는 것이 영양적으로도 균형 있는 방법이다.

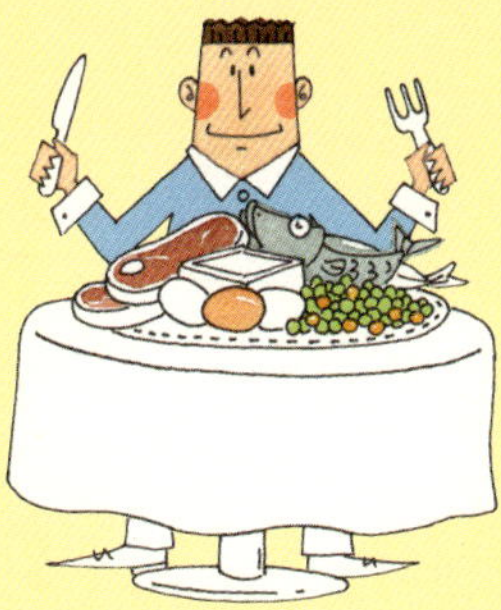

06

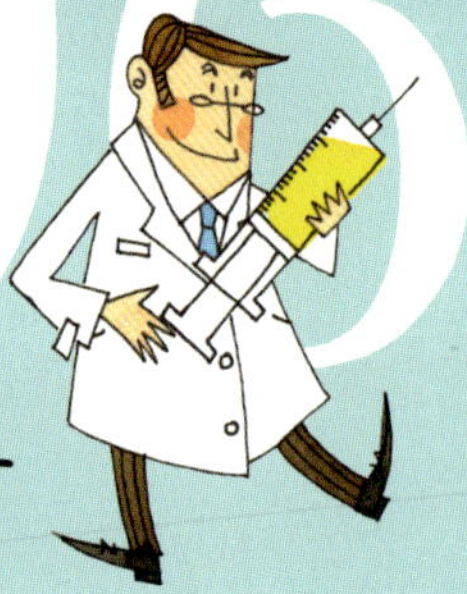

위암의 발생 여부를 알려 주는 검사

위암 예방을 위한 정기검진을 하려면 어떤 검사를 해야 할까? 속쓰림 등의 증상이 혹시나 위암으로 인한 것이 아닌지 의심되어 위암의 발생 여부를 확인하고자 할 때 병원에서는 어떤 검사를 할까? '위내시경'과 '상부 위장관 조영술'이 가장 기본적인 위암 진단법이다.

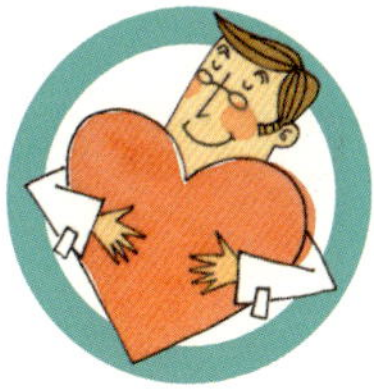

위내시경 검사가 필수

위내시경 검사는 비디오 카메라가 달려 있는 튜브같이 생긴 기구를 입으로 넣어 식도를 거쳐 위를 직접 들여다보는 검사로서, 위뿐만 아니라 식도와 십이지장의 첫 부분까지 볼 수 있다. 의사가 직접 눈으로 위 상태를 보면서 검사를 진행하고, 만일 비정상적 소견이 관찰되면 그 자리에서 바로 조직 검사를 할 수 있어 아주 효과적이고 가장 정확한 진단 방법이다. 그리고 위암 진단에 필수적인 검사이다.

위내시경 검사를 받기 위해서는 검사 전날 밤부터 금식을 해야 한다. 또한 검사 직전에는 위 안에 있는 기포와 점액을 제거하는 약물을 복용하고, 국소 마취제를 5분 정도 머금어 내시경 삽입으로 인한 불편감을 줄인다. 위내시경 검사에 소요되는

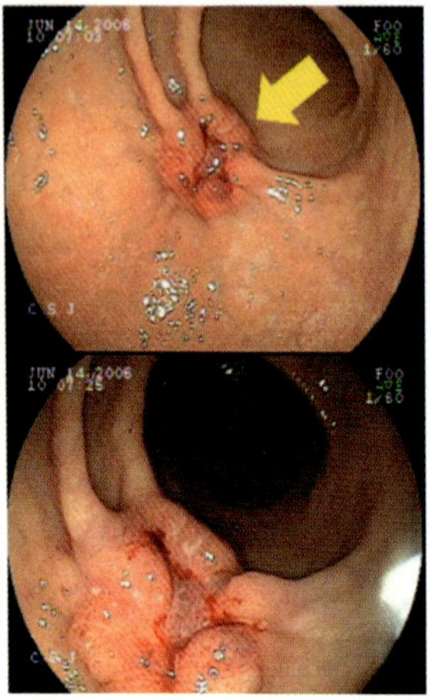
그림 7. 위내시경 사진으로 본 위암

시간은 약 10~20분 정도다.

만약 내시경 검사 시 느끼는 불편함이 싫고 두렵다면 수면 내시경을 할 수도 있다. 수면 내시경은 잠든 사이에 내시경 시술을 하기 때문에 고통 없이 시행할 수 있다. 단, 수면 내시경 검사는 비교적 안전한 검사로 알려져 있으나, 고령자나 심폐 기능이 떨어지는 환자는 주의가 필요하며 검사 당일에는 운전 등은 하지 않는 것이 안전하다.

위암 발생률이 높은 우리나라에서는 40세 이후부터 특이한 증상이 없더라도 1~2년에 한 번씩 내시경 검사를 하는 것이 좋다. 그리고 20대와 30대의 젊은 나이일지라도 위장약을 복용하여도 복통이나 소화불량 증상이 지속되면 내시경 검사를 받아보는 것이 좋다. 왜냐하면 단순한 위염이나 위궤양으로 무시하다가 나중에야 암이 많이 진행된 것을 발견하여 후회하는 경우가 아직도 빈번하기 때문이다.

우리나라는 선진국에 비해 위내시경 수가가 비교적 저렴하고, 많은 경험으로 인해 의사들의 수준도 매우 높으며, 가까운 진료 기관에서도 쉽게 검사를 받을 수 있어 위암 조기 발견을 위한 좋은 환경이라고 할 수 있다. 우리나라 조기 위암 발견 비율이 20년 전에는 20% 정도였는데 최근에는 60%를 넘었다. 이는 위내시경 검사의 보급과 정기적인 건강검진 덕분이다.

병리 조직 검사로 확진

위내시경 검사를 하여 육안으로 위암이 의심되면 확실한 진단을 위하여 조직 검사를 한다. 위내시경으로 위벽의 의심스러운 부위에서 조직을 떼어내어 병리 조직 검사를 의뢰한다. 의뢰된 조직은 병리 슬라이드로 만들어져 병리과 전문의가 위암 확진을 내리는데, 분간이 어려울 때나 조직 기원을 확인할 필요가 있을 때에는 특수 염색을 하여 진단을 내리기도 한다.

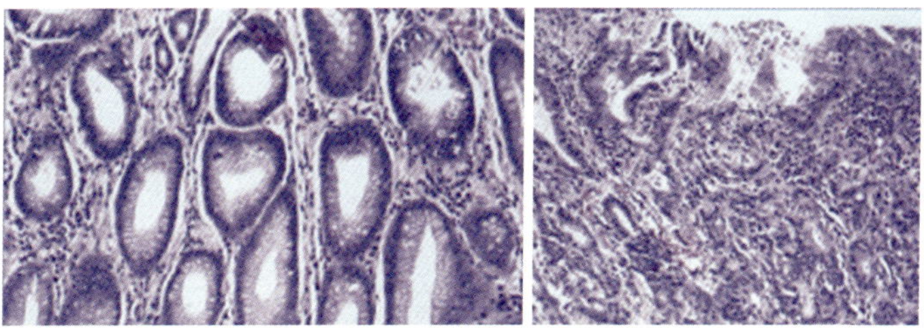

그림 8. 병리사진. 정상 점막 사진(왼쪽): 정상적인 분비샘이 잘 배열되어 있다. 위암 조직 사진(오른쪽): 정상적인 분비샘을 볼 수 없고 세포들이 무질서하게 배열되어 있고 암세포가 침범했다는 소견이다.

상부 위장관 조영술

상부 위장관 조영술은 방사선과에서 시행하는 검사로 '위투시 검사'라고도 한다. 검사 전 조영제가 섞인 용액을 삼킨 뒤 방사선을 투과하면 식도, 위장, 그리고 소장 첫 부분의 X선 사진을 얻을 수 있다. 그 사진으로 위암의 발생 여부를 판단한다.

위내시경 검사에 비해 환자의 고통이 적고 간편하다는 장점이 있지만 정확도는 떨어진다. 따라서 상부 위장관 조영술 결과 의심되는 부분이 있으면, 다시 위내시경 검사를 해서 정확한 결과를 확인해야 한다. 또한 위암의 발생 여부를 진단할 때뿐 아니라 위암 수술 전 위암의 위치를 파악하고 위벽의 운동성을 평가하며 수술 시 절제 범위를 결정하기 위한 정보를 얻으려고 상부 위장관 조영술을 사용하기도 한다.

Hospital Memo

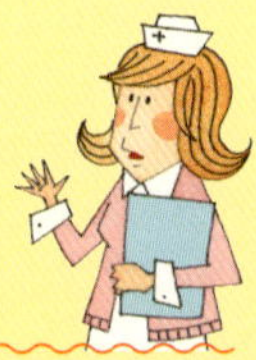

위와 관련한 잘못된 상식

고기를 먹으면 위암이 번진다? X

이는 잘못된 생각이다. 환자의 체력을 유지하기 위해서는 충분한 영양 섭취가 중요한데, 그중에서도 특히 단백질 섭취는 매우 중요하므로 일부러 고기 섭취를 피할 이유는 없다.

위염이나 위궤양이 심해지면 위암이 된다? X

위궤양이 심해진다고 위암이 되는 것은 아니다. 위궤양이 위암의 원인 인자인 헬리코박터균 감염을 동반하는 경우가 있고, 간혹 위암을 위궤양으로 잘못 판단하는 경우가 있어 이런 오해가 생긴 것이다. 그러나 헬리코박터 파이로리 감염, 만성 위축성 위염, 악성 빈혈, 선종성 폴립 등은 위암으로 발전할 가능성이 있으므로 적절한 치료를 하고 주기적으로 경과를 관찰할 필요가 있다.

위암은 전염된다? X

말도 안 되는 이야기지만 아주 간혹 이런 생각을 하는 사람이 있다. 그러나 결코 위암은 전염되는 질환이 아니다.

소화를 주로 담당하는 장기는 위다? X

소화는 기계적 소화 → 화학적 소화 → 영양분의 흡수로 이루어진다. 이 중 위는 기계적 소화를 담당한다. 음식은 위의 아래쪽에서 분당 평균 3회의 수축운동과 연동운동을 통해 1~2mm 크기의 입자로 곱게 갈린 뒤 소장으로 내려간다. 그리고 본격적인 소화(화학적 소화·영양 흡수)는 소장에서 음식이 아밀라아제·리파아제 등 소화액에 섞이면서 시작되며 대장에서는 물만 흡수한다.

우유가 위산을 줄이는 데 도움이 된다? X

우유는 알칼리성 식품이어서 제산 작용을 한다거나 우유가 위벽을 코팅시켜 점막을 보호한다는 말은 과학적으로 증명된 사실이 아니다. 우유는 '칼슘의 왕'으로 불리는 식품으로 오히려 위산을 증가시키는 작용을 한다. 위산이 든 위액이 무조건 적은 것만이 능사도 아니며 위축성 위염 등으로 위액이 줄면 소화가 잘 안 된다.

07

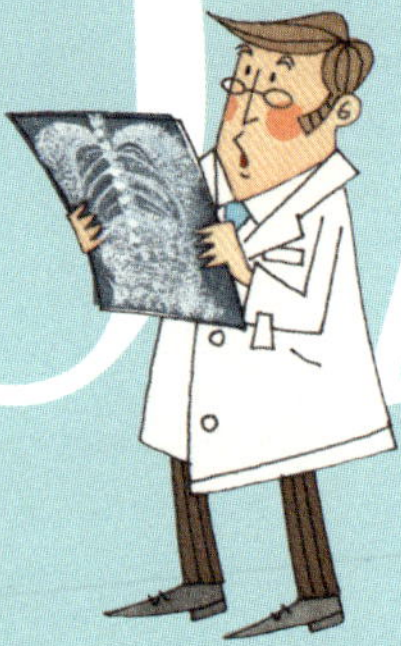

위암의 병기를 알아보는 검사

위암이 확인되면 앞으로 어떻게 치료할 것인지를 결정하기 위하여 위암이 얼마나 진행됐는지를 파악하는 검사를 한다. 즉 치료 전 임상 병기를 예측해야 한다. 물론 수술을 통해 병리적으로 확인하기 전까지는 위암의 병리적 병기를 정확하게 알 수는 없다. 따라서 수술 전 예측한 임상 병기와 수술 중 혹은 수술 후 병리 조직 검사 결과로 확진된 병기는 서로 다를 수도 있다. 그렇지만 치료에 들어가기 전에 병기를 추정하는 것은 매우 중요하다. 병기에 따라 암의 치료 방법이 달라지기 때문이다. 이처럼 중요한 병기를 예측하는 검사에는 어떠한 것들이 있을까?

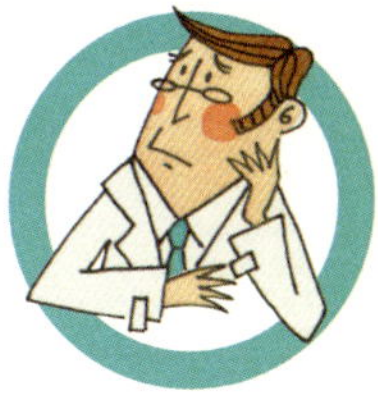

폐로 전이되었는지 알아보는 흉부 X선 검사

위암이 폐로 전이되었는지를 알아보는 것이다. 이상 소견이 발견되면 흉부 전산화 단층촬영(CT)이나 양전자 단층촬영(PET) 등이 추가로 필요하기도 하다. 또한 전신마취를 할 때에도 필요한 검사로 심장의 크기나 폐의 상태 등이 수술을 받기에 문제가 없는지 확인하는 검사 중 하나이다.

복부의 단면을 보는 복부 전산화 단층촬영(CT)

CT는 인체에 X선을 여러 각도로 투과시켜 복부의 단면 모습을 볼 수 있는 검사이다.

위암의 위벽 침범 정도뿐만 아니라 위 주변의 림프절 전

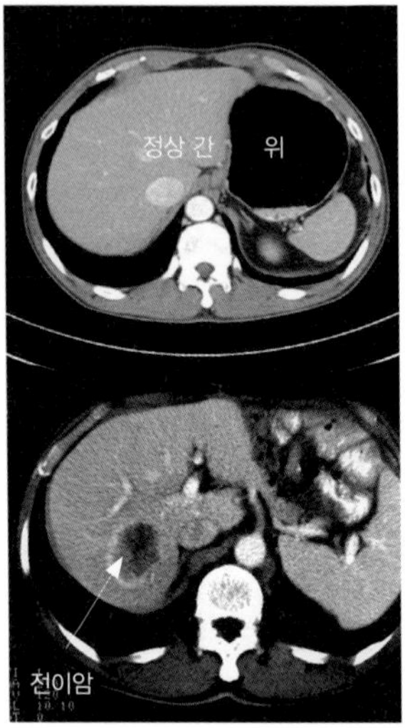

그림 9. 간의 아래쪽에 검게 흰 테두리가 있는 부분이 간으로 전이되어 온 위암이다.

이 및 복막·간·대동맥 주변 림프절 등의 원격 전이를 비교적 객관적으로 판단할 수 있는 장점이 있어 현재 위암의 병기 추정에 가장 유용한 검사법이다. 그러나 CT를 통해서도 아주 작은 원격 전이 병변이나 복막 전이 등은 발견하지 못할 수 있다. 그래서 수술 전에는 복막 전이가 보이지 않다가 개복수술을 하고 나서 복막 전이가 발견되어 위암 4기로 진단되기도 한다.

그림 10을 보면 A 환자는 간에 많은 수의 전이암이 퍼져온 것을 볼 수 있다. B 환자는 70대 노인이었는데, 2년 정도 속이 쓰려 제산제만 약국에서 사다 먹으면서 지내다 내시경 검사를 하였더니 위암이 확인되어 CT 검사를 하였던 경우이다. 체중이 조금 빠지고 속이 쓰린 것 말고는 다른 증상이 없었지만 이미 전이암이 간을 거의 다 차지한 상황이었다. 이 환자는 두 달 만에 세상을 떠났다.

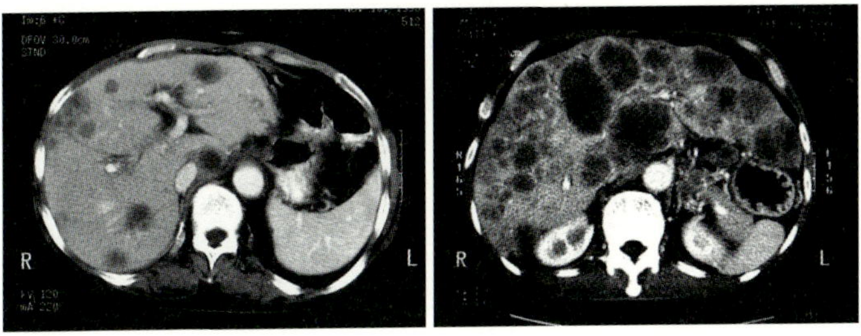

그림 10. A 환자 B 환자

복부 초음파검사

초음파검사는 초음파를 보내어 되돌아오는 음영을 보고 복부 내부를 들여다보는 검사 방법이다. CT 검사에서 보이는 간의 병변 등을 감별하고 진단하는 데 쓰이기도 한다.

초음파는 전산화 단층촬영에 비해 간에 생긴 물혹을 간 전이와 구분하는 능력이 뛰어나기 때문에 간에 생긴 낭성 병변을 감별하기 위해 보조적으로 이용되기도 한다.

때로는 초음파를 통해서 위암 종괴가 발견되기도 하며 림프절 전이, 간 전이, 복강 내 파종, 복수 그리고 난소 전이 등이 발견될 수도 있다. 그러나 초음파는 공기가 찬 장이 가로막으면 그 뒤에 있는 장기를 관찰하기 어려우며, 전산화 단층촬영에 비해 정확도가 떨어지기 때문에 위암 진단이나 원격 전이 진단을 위해 많이 사용하지는 않는다.

내시경적 초음파검사

내시경 끝에 초음파 진단 장치를 붙여 위 안에서 직접 위벽을 초음파로 검사하는 방법이다. 이 검사를 하면 위암이 침범한 위벽의 깊이를 비교적 정확하게 예측할 수 있으며, 위 주위 가까이에 있는 림프절이 전이로 인해 커졌는지 여부도 추정할 수 있다.

일반적인 위내시경으로는 위 점막 표면만 관찰하므로 위암 조직이 얼마나 깊이 침범해 들어갔는지를 알기 어렵다. 또한 복부 전산화 단층촬영(CT)이나 자기 공명 영상 촬영(MRI)도 위암이 위벽을 파고든 깊이를 정확히 알기에는 한계가 있다. 내시경적 초음파검사는 이러한 한계점을 보완하여 병기를 결정하는 데 도움이 된다.

이 검사로 얻어진 정보는 수술 방법을 선택하거나 계획을 수립하는 데 도움이 되며, 현재는 일부 위암, 특히 조기 위암 환자에게 선택적으로 시행하고 있다.

자기 공명 영상 촬영(MRI)

자기장을 이용하여 신체 내부를 들여다보는 검사이다. 일반적으로 자주 시행하지는 않으나 CT 검사에서 간에 이상 소견이 보일 때 간으로 암이 전이되었는지, 다른 문제가 없는 양성 종괴인지를 구별하기 위해 사용하며, 그 방법이 빠르게 개발되고 있다. 최근에 시행하는 방법은 전산화 단층촬영이나 초음파에 비해 간으로 전이되었는지를 진단하는 데에 높은 정확도를 보이고 있다.

양전자 방출 단층촬영(PET)

위암에서 양전자 방출 단층촬영은 아직 연구가 많이 필요한 검사다. 특히 위암의 세포형에 따라서는 PET 검사에 안 나타날 수도 있어 위암의 진단보다는 위암의 원격 전이 여부 또는 재발 여부를 판정할 때 도움이 될 수도 있다.

건강검진 시 PET 검사만 시행하고 괜찮다는 소리를 듣고 지냈다가 위암이 4기로 판정된 경우도 있었다. PET 검사가 모든 암을 발견해 줄 것이라고 생각하면 안 된다.

골수 촬영(뼈 스캔)

골수로 전이되었는지를 알아보는 검사이다.

08

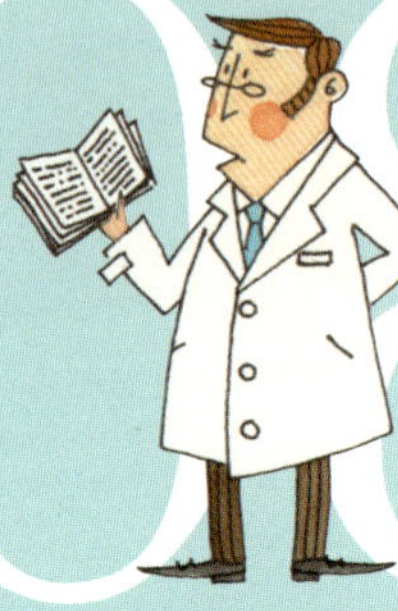

확실하게 알아야 하는 위암의 병기

암의 진행 정도인 병기에 따라 수술 여부는 물론, 치료 방법이 결정되므로 병기를 아는 것이 매우 중요하다.

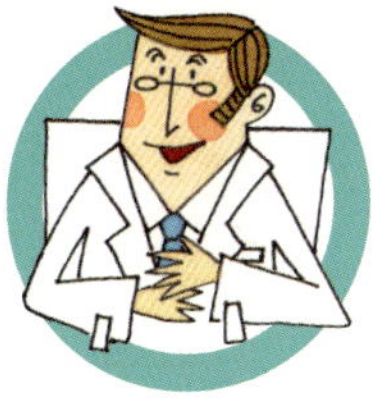

1기 위암에서 4기 위암으로 분류한다

먼저 위암의 병기는 다른 암과 마찬가지로 일반적으로 1기에서 4기로 구분한다. 이때 숫자가 커질수록 암이 더 진행한 상태이며, 치료 후 재발 가능성이 높아지고 예후가 나빠진다. 병기는 수술 후 조직 검사 결과가 나와야 확실히 정해지며 수술 직후에도 병리 검사 결과 없이는 병기를 결정할 수 없다.

위암의 병기를 결정하는 중요 인자는 ① 암세포의 위벽 침범 깊이, ② 위 주변 림프절의 전이 림프 개수, ③ 다른 장기로의 원격 전이 여부 등으로 이들 인자의 정도에 따라 1, 2, 3, 4기로 나눈다.

암세포의 위벽 침범 깊이(T병기)

위암 세포의 침범 정도에 따라 아래와 같이 분류하며 숫자

표 1. T병기

T1	위 점막 및 점막 아래층까지 침범
T2	위벽의 근육층까지 침범
T3	장막 아래층까지 침범
T4a	장막을 뚫고 나온 경우
T4b	주위 장기를 침범한 경우

가 높을수록 심한 것이다.

암세포 전이가 있는 림프절 개수(N병기)

위암 세포는 위벽에서 주변 림프절로 전이를 하는데 현미경 검사에서 이들 림프절에 전이가 있는 림프절의 개수가 몇 개이냐가 중요 인자이다. 즉, 전이 림프절의 개수가 많을수록 수술이 잘되었더라도 재발할 위험이 크다.

암세포의 다른 장기로의 원격 전이 여부(M병기)

복막, 간, 대동맥 림프절 등 위에서 멀리 떨어져 있는 장기로의 전이 여부가 중요 인자이다. 즉, 멀리 떨어진 곳에까지 전이가 되었다면 수술 가능성도 거의 없으며 생존 가능성도 많이 떨어진다. 이런 경우에는 항암 치료를 우선 실시한다.

이 세 가지 인자의 조합에 따라 1기, 2기, 3기, 4기로 병기를 분류한다. 이때 명칭을 혼동하는 경우가 있는데, 앞서 설명한 '조기 위암'과 '진행성 위암'이라는 분류와 지금 설명한 TNM 병기는 개념이 다르다.

'조기 위암'이란 림프절 전이에 관계없이 T병기만 1인 경우, 즉 종양이 점막이나 점막하층에 국한된 경우만을 일컬으며, '진행성 위암'은 T병기가 2 이상인 경우, 즉 종양이 근육층 이상으로 깊이 진행된 경우를 말한다.

조기 위암이라 할지라도 림프절 전이가 많으면 위암의 병기는 2기 이상이 된다. 반면 근육층에 침범한 T2 진행성 위암이라 할지라도 림프절 전이가 없는 경우에는 전체적인 병기는 1b기로 정해진다.

대개 조기 위암은 림프절 전이가 없고 진행성 위암은 림프절 전이의 가능성이 커지지만 수술 후 생존율을 결정하는 것은 위암의 깊이 T병기와 림프절 전이 N병기 등의 조합에 의한 TNM 병기이므로, '조기' 나 '진행성' 등의 명칭보다는 수술 후 병리 검사 결과에 의해 결정되는 1, 2, 3, 4기, 즉 TNM 병기가 더 중요하다.

한편 이런 TNM 병기의 국제 분류는 5, 6년마다 개편하는데 그동안은 미국 위암 환자 자료에 근거하여 분류가 이루어져

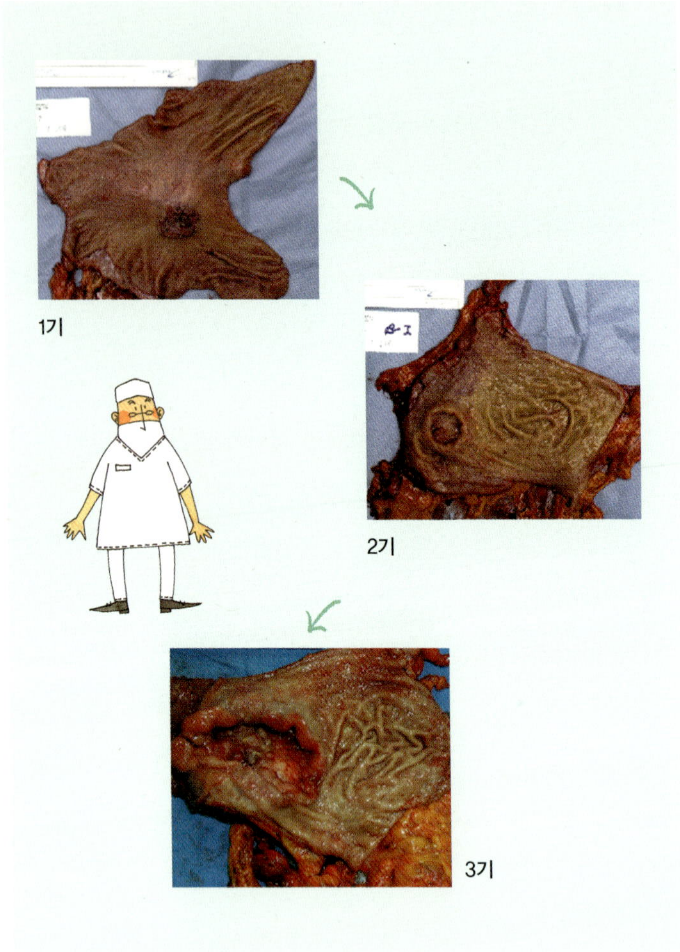

그림 11. 병기에 따른 위암

왔다. 2009년도 7판 위암 병기 분류의 개정에는 일본의 암연구회 병원과 서울대학교병원의 위암 환자 생존 자료에 의한 제안 모델이 주요 참고 자료로 활용되었다. 이로써 우리나라의 위암 환자 치료 및 관리 수준이 세계적으로 인정받는 계기가 되었다.

그림 11은 병기에 따라 위암이 심해지는 것을 보여 주는 사진이다. 이 중 3기 위암 환자는 흑색변이 있어 병원을 찾았던 70대 후반의 남자 환자였다. 사진에서 보듯이 위암 덩어리가 아주 크고, 가운데 혈관이 노출되어 이곳에서 출혈이 있어 변이 짜장 색깔로 나오게 되었다. 이 환자는 8개월 뒤 간으로 전이되어 세상을 떠났다.

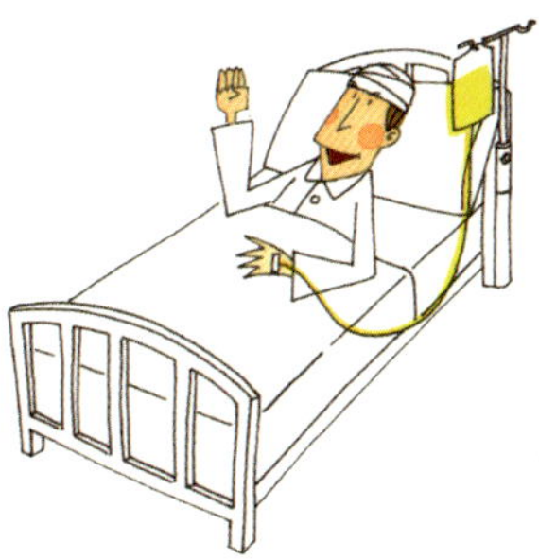

09

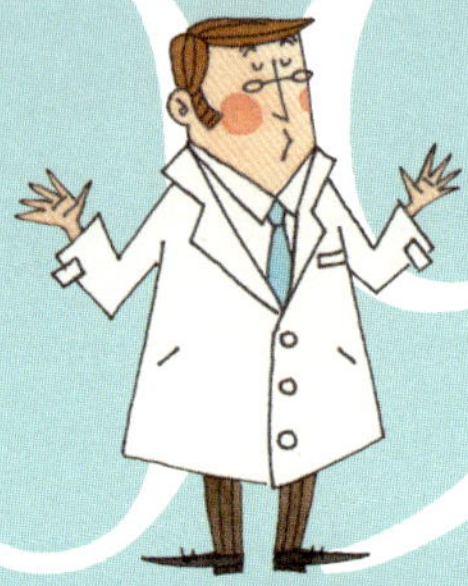

위암의 진행 상태에 따른 치료 방법

증상이 있어 검사를 하다 발견되었든 증상이 없는 상태에서 건강검진으로 발견되었든 위내시경 검사에서 위암이라고 판정을 받으면 사람들은 크게 놀란다. 대개 1차 의원에서 검사를 받으므로 담당 의사의 진단서 또는 진료 의뢰서와 함께 검사 기록들을 갖고 위암 전문 병원으로 간다. 1차 진단이 불명확한 경우에는 1차 병원에서 관찰한 병리 슬라이드를 지참하기도 한다.

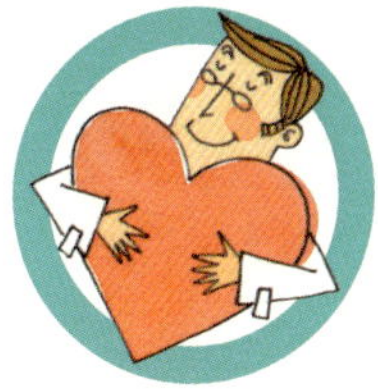

환자는 치료 과정에 적극 동참한다

위암 전문 병원에서는 위암을 확인하고 진행 정도와 환자의 신체 상태를 평가하고 나서 치료 방침을 환자와 상의한다.

앞서 설명한 바와 같이 위암을 확인하는 검사는 내시경 조직 검사이며 진행 정도를 평가하기 위해서는 복부 CT, 흉부 단순 촬영 등을 시행하고 필요에 따라 추가로 초음파검사, MRI 또는 PET 검사 등을 할 수도 있다.

수술 또는 다른 치료를 받는 데 문제는 없는지 신체 기능을 평가하기 위해서는 주요 장기의 기능을 평가한다(간 기능, 콩팥 기능 등을 보는 일반 혈액 검사, 폐 기능 검사, 심전도, 필요에 따라서는 심초음파 등을 검사한다).

위암은 일찍 발견하면 완치될 확률이 비교적 높으니 차분히 의료진과 함께 병의 상태를 파악하고 치료 방법을 의논해 나가야 한다.

한편 암은 생명을 위협할 수 있는 병이다. 치료 과정도 결코 쉽지 않다. 따라서 환자는 굳은 각오를 가지고 암을 이겨 내겠다는 의지력으로 의사와 긴밀히 협조하여 치료해야 한다.

그러기 위해서는 환자 자신이 자신의 상태를 직시할 필요가 있다. 암이 어느 정도 진행됐는지 정확히 파악한 뒤 치료 과정에 적극적으로 동참하면 보다 좋은 결과를 얻을 수 있다. 이를 위해 위암의 진행 정도와 그에 따른 치료법을 살펴보자.

위암의 진행 상태별 치료 방법

위암이 확진되면 여러 검사들을 거쳐 위암의 진행 상태를 예상한다. 기본적인 위암의 치료법은 적절한 위 절제와 광범위 림프절 절제술이지만, 진행 상태에 따라 치료 방법이 달라진다. 크게 3단계로 나누어 볼 수 있다.

위내시경 절제와 같은 국소 치료가 가능한가?

위암이 발생 부위 국소에만 있는 것이 확실하면 그 암 부위만 도려냄으로써 완치를 기대할 수 있다.

암의 조직학적 분화도가 좋고 크기가 2cm 이내로 작고 점막층에만 국한되어 위 주변 림프절 전이가 없을 것으로 예상되는 조기 위암은 내시경적 절제술을 시행할 수 있다.

그러나 현재로서는 위암이 국소에 국한되었는지 여부를 통계적 자료에 근거하여 예측할 수밖에 없다.

위내시경 절제 후 병리 검사 결과 점막 아래층까지 침범한 경우에는 주변 림프절 전이가 있을 수 있어 추가로 위 절제 수술을 하는 것이 원칙이다. 점막 아래층까지 침범이 있는 조기 위암에서는 위 주변의 림프절 전이가 20% 정도 있기 때문이다.

즉, 내시경 절제 후 최종 병리 검사 결과 위암이 점막 아래층까지 침범하여 추가로 위 절제 수술을 하였을 때 림프절 전이가 있는 환자는 확률적으로 5명 중 1명이며, 나머지 4명은 림프절 전이가 없다는 결과가 나온다.

이때 암세포 전이가 없다는 검사 결과가 나오기를 환자들은 바란다. 림프절에 암세포 전이가 없으면 굳이 수술을 안해도 되겠지만 문제는 현재의 기술로는 아직 추가 수술 전에 어느 환자가 림프절 전이가 있을지 알 수 없다는 것이다.

위내시경 절제술 후 점막 아래층에 암세포가 침범하여 추가로 위 및 림프절 절제 수술을 받은 환자가 절제 위와 위 주변 림프절에 전이가 없다는 최종 병리 검사 결과가 나왔을 때 다행이라고 반가워한다면 상황을 제대로 이해하고 있는 것이다. 그러나 수술 안 해도 될 수술을 왜 했느냐고 따진다면 위 절제 수술을 왜 했는지를 제대로 이해하지 못한 것이다.

모든 치료 방법이 그렇듯이 항상 시술의 적응증, 예상되는 결과 및 합병증 등을 담당 의사와 충분히 상의하여 결정하여야 하며, 시술 후 최종 병리 결과에 따라 향후 관리에 대해서도 충분히 상의하여 결정하여야 한다.

얼마 전 수술한 50대 남자 환자는 다른 병원에서 몇 년 전에 내시경 점막 절제 시술을 하였는데 암세포의 점막층 침범이 있었으나 추가 위 절제 수술을 받지 않았다. 그러나 수년이 지난 뒤 위 주변 림프절에 전이가 나타나 내원하였는데 수술 결과 3기로 판정되었다. 그만큼 재발 확률이 높은 상황이 되었다. 내시경 시술 당시 수술을 두려워하지 않고 추가 수술을 받았었더라면 하는 아쉬움이 남았던 환자였다.

환자는 위를 절제하지 않고 점막만 떼어내는 시술이니 쉽게 생각할 수도 있으나 시술할지 말지에 대한 판단 자체는 전문가에게 맡겨야 한다. 또한 위암 세포는 한 번 그물망을 빠져나가면 잡을 길이 없다는 점을 기억하여 신중하게 시술 여부를 결정하고, 시술 후에도 병리 결과에 따라 추가 시술이나 외과적으로 추가 위 절제 여부를 검토하여야 한다.

내시경 절제의 대상은 아니며 다른 곳으로 퍼지지 않은 위암

이 경우에는 위암 치료의 중요 치료법인 외과적 절제술을 적용한다. 이때 위암을 포함한 충분한 위 절제와 주변 림프절 절제가 중요 원칙이다.

병기가 낮을 것으로 예측하는 암은 복강경 수술법 등의 최소 침습 수술이나 기능 보존 수술 등의 축소 수술을 하기도 한다. 수술 후 2기와 3기로 밝혀진 환자에서는 추가 항암 화학 요법을 시행한다. 아무리 육안으로 보이는 암을 다 제거했다고 하더라도 눈에 보이지 않는 암세포가 남아 있어 암이 재발하는 경우가 있기 때문이다. 최근에 한국과 일본에서 각기 2, 3기 위암 환자에서 보조적 항암제의 효능이 있다는 대규모 임상 연구 결과가 각기 발표되었다.

이미 다른 장기로 원격 전이가 있는 경우(4기 위암)

이미 다른 장기로 원격 전이가 있는 경우(4기 위암)에는 항암 화학 요법을 1차 치료 방법으로 선택한다. 이미 다른 장기로 암세포가 전이된 4기 위암에서는 외과적 위 절제술의 역할이 제한되어 있으며 일부 논란이 있어 이에 대하여는 뒤에 다시 설명하겠다.

그러나 위암에서 출혈이 심한 경우, 위암이 위에서 음식이 내려가는 곳을 막은 경우, 위암이 위벽을 통해 복강으로 터져 복막염이 된 경우에는 당장 문제가 되므로 수술을 적극 고려한다.

사실 4기 위암으로 판정되면 평균 여명이 1년 남짓으로, 1년보다 짧을 수도 있고 1년 이상을 살 수도 있다. 말이 쉽지 환자들과 가족들에게는 하늘이 무너지는 그야말로 사형 선고와 같다.

빨리 자라는 암세포를 공격하도록 고안된 항암제는 우리 몸에서 빨리 자라는 정상 세포, 즉 머리카락이나 입안을 포함한 소화기관의 점막 세포 등도 제대로 자라지 못하게 한다. 그래서 머리카락도 빠지고 입안도 헐고 설사를 하기도 한다. 항암제 종류에 따라 머리카락이 특히 많이 빠지기도 한다.

보다 중요한 것은 항암제가 우리 몸의 백혈구 등을 만들어내는 골수세포도 자라지 못하게 하여 백혈구 수도 줄어든다. 의사는 백혈구 수치를 보면서 항암제 용량을 조절한다.

그러나 위암에서의 항암제 반응률은 30~50% 정도로 효과가 아직 높지는 않다고 알려져 있다. 대개 항암제 치료를 2~3회 하고 CT 촬영을 하여 암이 줄어들었는지를 본다. 반응률은 암이 자라는 것을 중단하거나 의미 있게 줄어든 경우를 말한다. 환자의 암이 항암제에 잘 들으면 계속 투여를 하고 반응하지 않으면 다음 항암제를 시도한다. 따라서 정기적으로 진료하여 백혈구 수치, 부작용, 암의 반응 정도 등을 검토하여 항암제 용량도 조절하거나 항암제를 바꾼다.

최근에는 항암제 치료 효과가 조금씩 향상되어서 4기 위암 환자의 평균 수명이 1년이 넘는 보고도 있다.

환자들은 말로 표현할 수 없을 정도로 힘들다. 어떤 환자는 수술은 다시 받을 수 있겠지만, 항암 치료는 다시는 받고 싶지 않다고도 말한다. 그러나 4기 위암은 위암 세포가 멀리 퍼져 있는 상태이기 때문에 항암 치료가 주 치료 방법이라는 것을 잊지 말아야 한다.

또 흔하지는 않지만 항암 치료의 효과가 좋아서 다시 수술을 받는 경우도 있으니 희망을 버리지 말아야 한다. 서울대학교병원에서는 1년에 1,000명 정도 환자들이 위암 수술을 받는다. 그중에서는 아주 드물지만 10명 내외의 환자는 4기로 판정되었다가 항암 치료 후에 위암이 줄어들어 위암 절제 수술까지 받게 되는 환자들이다.

4기 위암 환자들에게 희망을 주는 사례들

40대 후반의 한 여자 환자는 CT 검사상 진행 위암이 있으나 전이 소견은 보이지 않아 개복수술을 하였다. 그러나 수술을 해 보니 복막에 전이가 있었다. CT 검사로는 크기가 작으면 볼 수가 없어 복막에 퍼진 작은 전이암들은 CT 검사로는 볼 수가 없다. 수술실에서 병리 조직 검사로 암세포 전이를 확인하고 아무 수술도 하지 않고, 그냥 배를 닫았다. 그 후 환자는 항암 치료를 받았다.

필자는 잊고 있었는데, 1년 뒤 그 환자가 다시 나의 외래를 찾아왔다. 1년 전 수술 소견을 보고는 아직 생존해 있을 뿐 아니라 CT에서 위암이 아주 작아져 있어 깜짝 놀랄 수밖에 없었다. 이 환자는 다시 수술하여 위 절제를 받았고 5년 이상 생존해 있다.

51세 남자 환자는 위암 진단을 받았지만 간 조직 검사에서 이미 간에 위암이 전이되었음이 확인되어 4기 위암으로 판정받았다. 이 환자는 10개월 정도 항암 치료를 받았는데 CT 검사에서 위의 암도 줄고 간의 전이도 보이지 않아 위암 증례 회의에서 수술하기로 결정하였다. 수술실에서 간 전이가 있던 곳을 포함하여 위 절제를 하였다. 병리 검사 결과에서 놀랍게도 위에 위암이 있던 자리는 있으나 현미경으로 보았을 때 위암 세포가 발견되지 않았다.

이 두 환자의 예는 기적과 같은 일들이다. 항암제가 이들 환자의 위암 세포에는 아주 잘 들었던 경우이다. 많은 연구들이 이루어지고 있으나 어느 환자가 어느 항암제에 잘 들을 것이라는 것은 유감스럽게도 아직 예측할 수가 없다.

현실적으로는 위암에 반응률이 가장 높은 항암제부터 사용하면서 경과를 보며 사용한다. 일부 표적 치료제에서는 예측 인자를 검사하여 사용하기도 한다.

"희망을 버리지 마세요."

지난달에도 이와 비슷한 50대 남자 환자가 있었다. 이 환자는 2년 전 4기 위암을 판정받았고 2년 동안 항암제 치료를 받으면서 위암이 줄어 다시 위 절제 수술을 받기로 하였다. 수술실에 들어가면서 환자에게 항암제 치료에서 오는 고통을 어떻게 2년이나 참을 수 있었냐고 물었더니 나의 손을 꼬옥 붙잡고는 2년 전 4기 판정을 받았을 때 필자가 "희망을 버리지 마세요"라고 말했다고 하면서 그 말에 의지하여 버텼다고 하였다. 어떻게 보면 그냥 필자가 일상적으로 환자에게 한 말일지도 모르지만 환자에게는 큰 격려가 되었던 것 같다. 환자분들이 의료진에게 얼마나 큰 기대와 의지를 하고 작은 말들이라도 큰 격려를 받고 또는 큰 상처도 받는다는 것을 새삼 실감하였던 경우이다. 이 환자는 다행히 수술이 가능하였고 지금도 병원을 다니며, 꾸준히 치료받고 있다.

이런 사례들을 여기에 소개하는 이유는 위암 4기로 판정 받은 환자분들에게 작지만 희망이 있다는 것을 전해 주고 싶기 때문이다.

이런 사례만을 보고 마치 서울대학교병원에 무슨 위암 특효약이나 치료법이 있는 듯 오해할 수 있어 다시 한 번 설명하겠다. 이와 같이 항암제에 잘 반응하여 예외적 결과를 가져온 환자는 드물며, 다른 병원에서도 이런 일이 일어난다.

위암 치료에는 여러 과의 전문 의사가 관여하는데, 소화기내과 전문의, 내시경 치료 전문의, CT 검사를 판독하여 병의 진행 정도를 판정해 주는 영상 의학과 전문의(과거 방사선과 전문의), PET 검사 결과를 판정해 주는 핵의학과 전문의, 외과적 수술을 하는 외과 전문의, 항암 치료를 담당하는 종양내과 전문의, 위내시경 조직 및 위암 수술의 절제 표본의 병리적 소견을 판정해 주는 병리과 전문의 등 다양한 위암 분야 전문의가 관여한다.

서울대학교병원에서도 이들 각 전문 분야의 교수들이 전부 모여 위암 환자의 치료 방침들을 함께 논의한다. 이런 회의는 위암 환자들의 치료 결정에 도움을 주는 것은 말할 것도 없고 의사들 간의 경험 교류와 임상 연구의 진행에도 중요한 역할을 한다. 최근에는 하버드 의대의 MGH 병원의 의료진과도 정기적으로 원격 화상 회의를 통하여 우리의 위암 치료 경험을 나누고 있다.

환자와 가족들은 위암 진단을 받으면 당황할 수밖에 없는데 우선 위암에 대한 지식을 가져야 하겠다. 필자의 경우는 나이에 관계없이 사리판단이 충분하면 거의 모든 환자에게 본인의 위암 상태를 알게 하고 치료 방침을 함께 상의한다. 병이 심할수록 앞으로 다가올 어려운 미래를 생각하여 자신의 사회적 활동이나 가족의 장래 등에 대해 어느 정도 정리할 여유 또는 기회를 환자에게 갖도록 하는 것이 필요하다.

Hospital Memo

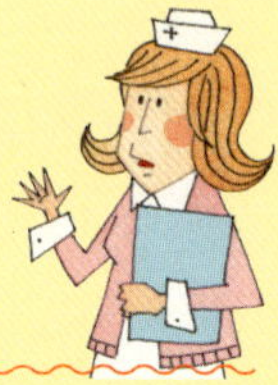

임상 연구를 하는 이유

최상의 치료법을 받고자 하는 환자나 가족 입장에서는 임상 연구에 대해 왠지 거부감을 느끼는 것도 당연하다. 그러나 이는 임상 연구에 대한 이해가 부족한 탓이다. 임상 연구는 현재 이루어지고 있는 표준 치료(최상의 치료)보다 더 좋은 치료법을 찾고자 시행하는 연구이다. 연구의 목적, 적응증, 연구 치료법에 대한 안전 및 환자 보호 등 해당 병원의 윤리위원회(IRB)에서 임상 연구를 엄격히 관리한다. 이런 수많은 임상 연구들이 쌓여 현재의 표준 치료법이 수립되고 또 발전되는 것이다.

임상 연구의 기본 조건은 비교하고자 하는 a치료와 b치료의 차이가 이론적 이점은 있으나 아직 밝혀지지 않았을 때 시행하게 되며, 만약 연구자인 의사가 어느 한쪽의 치료가 더 효과적이라고 믿거나 그런 자료를 가지고 있다면 임상 연구는 이루어져서는 안 된다. 즉, 전문 용어로 비교 치료법 간의 비교 모호성이 있어야 한다는 것이 중요한 요건이다. 만약 그렇지 않다면 다른 한쪽의 치료를 받는 환자는 손해를 보기 때문이다.

이와 같은 임상 연구의 중요 요건들을 검토하고 환자의 권익 보호를 위하여 윤리적으로 임상 시험은 엄격히 관리하고 규제하고 있다. 서울대학교병원의 윤리위원회는 국제 기준을 만족시키고 있다.

우리나라에서 현재 진행 중인 위암의 임상 연구를 예로 들어보자.

4기 위암에서 위 절제 수술의 치료 효과를 보기 위한 연구

위암 세포가 이미 위를 벗어나 복막이나, 간, 대동맥 주위의 림프절로 전이가 된 경우에는 4기로 판정한다. 과거부터 이런 경우 득보다 실이 많다는 생각에 위 절제 수술을 하지 않았다. 그러나 위 절제 수술의 합병률도 적어지고 항암제의 반응률도 과거보다는 높아져 4기 위암에서도 위 절제를 시행하는 의사들이 있다.

이 때문에 복막 전이나, 간 전이, 또는 대동맥 주위의 림프절 전이가 있는 4기 위암 환자에서 항암제 치료만 하는 환자들과 위 절제 수술을 하고 항암제 치료를 하는 환자들 간의 치료 성적을 비교하는 임상 연구를 시행하고 있는 것이다. 이 임상 연구에는 한국과 일본 유수 병원의 의사들이 참여하고 있으며, 등록된 환자들을 연구자 회의에서 검증하고 각국의 데이터 센터에서 감독하며 진행하고 있다.

그 외에도 1기 위암에서 개복적 위암 절제술과 복강경 위암 절제술의 비교 임상 연구, 2·3기 위암에서 위 절제술 후 보조 항암제의 역할에 대한 비교 임상 연구 등이 국내 병원에서뿐만이 아니라 국제적으로도 이루어지고 있다.

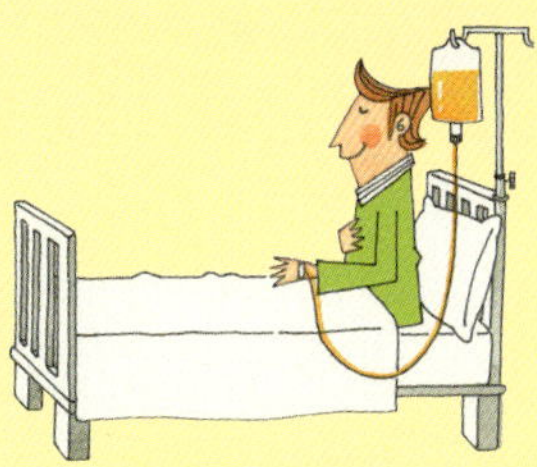

10

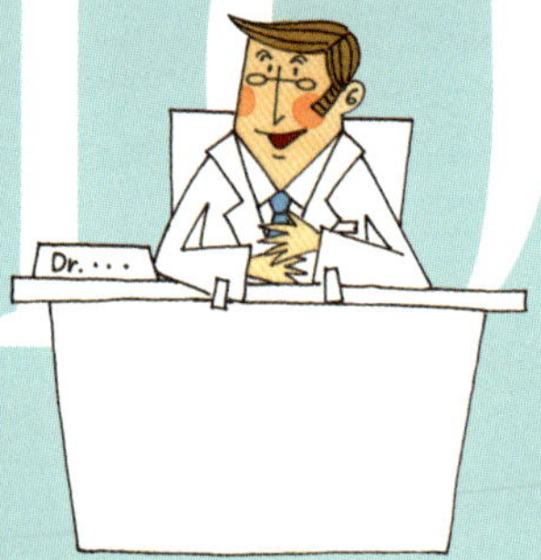

병기에 따라 달라지는 위암 생존율

같은 수술을 받았어도 위암의 병기에 따라 치료 후 5년 생존율이 달라진다. 조기에 발견하여 치료할수록 생존율이 높아지는 것은 당연하며, 특히 1기 암은 90% 이상의 높은 생존율을 보인다. 암 이야기를 할 때 정기검진을 통한 조기 발견의 중요성을 계속 역설하는 이유도 바로 이 때문이다.

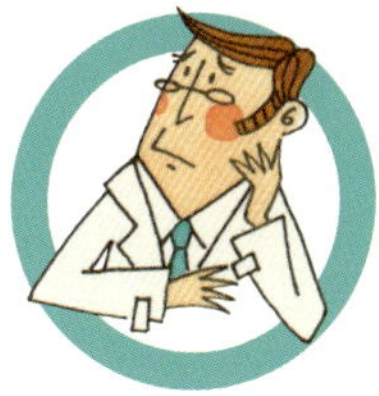

위암 병기에 따른 생존율은 통계적인 숫자일 뿐

조금 뒤늦게 위암을 발견했다고 해서 완치 가능성을 포기해서는 안 된다. 2기, 3기 위암의 경우도 각기 70%, 50%가량 완치 가능성이 있기 때문이다.

과거 모든 4기 암의 생존율은 매우 희박했다. 그러나 현재 위암은 4기 암이라 할지라도 10%의 생존율을 보이고 있다. 앞으로 새로운 치료제들이 개발되면서 위암 환자들의 생존율도 더욱 증가할 것이다. 통계적인 숫자일 뿐이므로 너무 연연해 하지 말고 암 치료에 최선을 다하는 것이 바람직하다.

표 2. 병기별 5년 생존율

	서울대학교병원	일본(국립암센터)	미국(슬로운케터링)	네덜란드
환자수(명)	9,998	7,933	752	331
Ia(%)	95.1	91.6	95	81
Ib(%)	85.6	84.7	85	61
II(%)	70.2	69.1	54	42
IIIa(%)	49.1	50.5	37	28
IIIb(%)	32.4	30.5	11	13
IV(%)	20.4	9.9	7	28

위암 병기별 완치율

위암의 완치는 5년 생존율로 평가하는데 이는 병기에 따라 차이가 크다. 표 2는 병기별로 5년 생존율을 나타낸 것이다. 국내의 성적은 전 세계적으로 매우 우수하다.

그림 12에서 보듯이 우선 우리나라 전체 위암 환자들의 최근 5년 생존율이 서구 나라보다 훨씬 높아지고 있는 것은 검진으로 위암이 일찍 발견되는 환자의 비율이 늘어나는 것이 가장 큰 이유일 것이다. 또한 표 2에서 보듯이 한국, 일본의 위암 환자들의 병기별 5년 생존율이 같은 병기라 하더라도 서구 병원의 환자들보다 좋은 것은 수술 및 병리 검사가 상대적으로 더욱 철저하기 때문이다.

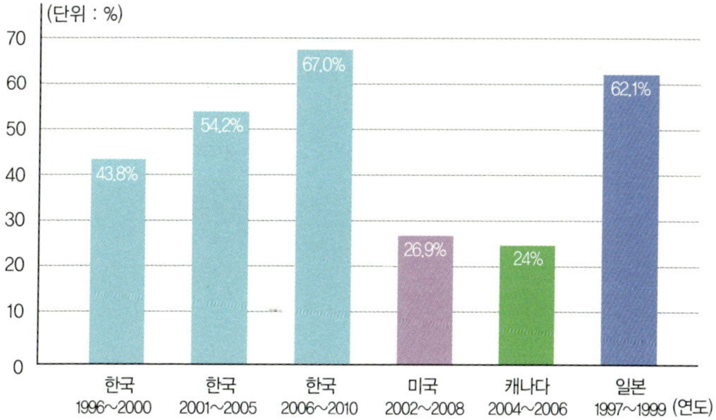

그림 12. 나라별 위암 5년 생존율 국제 비교(출처 : 한국중앙암등록본부 암등록 통계, 2010)

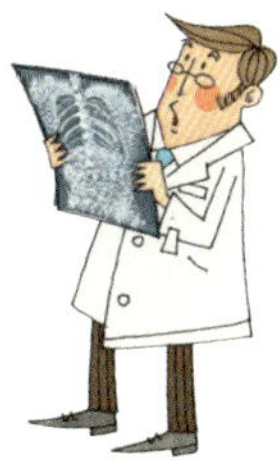

11

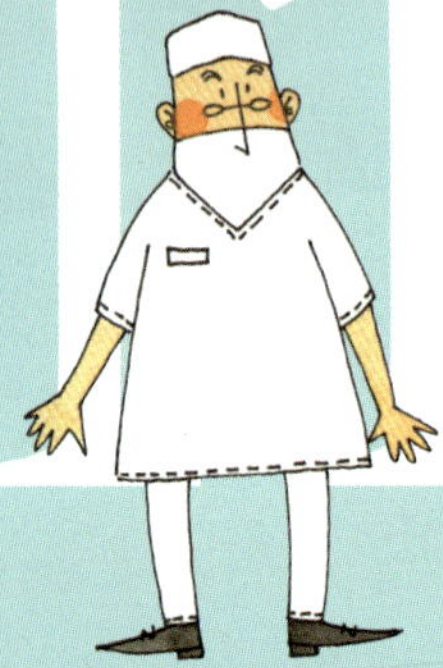

위암 수술을 적극적으로 이해하자

위암 치료에선 수술을 통한 치료는 완치를 기대할 수 있는 가장 기본적인 치료 방법이다. 오히려 수술을 할 수 없는 상황이 더욱 심각한 것이다. 따라서 의사가 수술을 권하면 적극적으로 수술에 대한 지식을 가지고 준비하여야 하겠다.

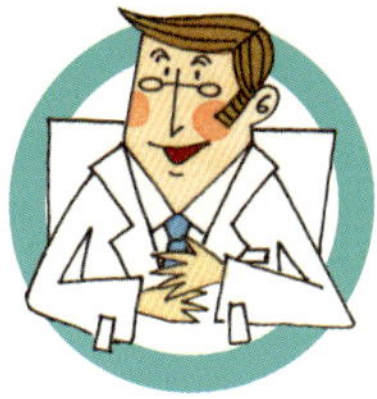

수술 전에 하는 준비

수술받을 수 있는지 중요 장기의 기능을 확인한다

위암으로 진단이 되어 수술을 하기로 결정하면 전신마취를 하기 전에 중요 장기에 대한 평가를 한다. 수술 전에 중요 장기가 제대로 기능하고 있는지 확인하는 것이다.

혈액 검사를 통해 몸에 다른 염증이 있는지, 당뇨가 있는지, 빈혈이나 다른 혈액 질환들이 있는지, 간 기능과 콩팥 기능 등은 문제가 없는지 확인한다. 또한 혈압과 심전도를 측정하여 심장 기능을 확인하고, 흉부 X선을 시행하여 심장의 크기와 폐의 병변 여부를 확인한다. 고령이라면 폐 기능 검사나 심 초음파검사를 하여 심폐 기능을 정밀하게 확인할 필요가 있으며, 이상이 있으면 추가로 전산화 단층촬영이나 정밀 심장 검사를 하여야 한다.

의학적으로 문제가 되는 질환이나 기능 장애가 심각하면 수술 전에 그에 대한 치료나 교정이 먼저 필요한 경우도 있다.

특히 폐 합병증에 대비해야 한다. 수술 후 가장 많이 발생하는 것은 전신마취와 인공호흡, 수술 후 통증으로 인한 호흡 억제 등으로 인한 폐 합병증이다. 폐 합병증이 심해지면 폐렴으로 진행될 수도 있으며 최악의 경우 패혈증이나 폐 기능 장애로 인해 사망할 수도 있다. 그래서 가장 문제가 되는 것은 담배다. 흡연자는 폐 합병증이 생길 가능성이 훨씬 높다. 따라서 진단을 받으면 일단 금연부터 해야 한다.

또한 병원에 입원하면 폐 합병증을 줄이기 위해 심호흡할 것을 교육받고, 풍선이나 공기를 빨아올리는 기구를 받아 심호흡을 연습한다, 수술 전부터 심호흡을 연습하는 것이 수술 후 폐 기능 회복에 도움이 되기 때문이다.

고혈압이나 심장 질환 등으로 아스피린이나 혈소판 기능 억제제를 복용하는 사람이라면 응고 작용이 저하되어 수술 시 지혈에 어려움을 겪게 되므로 이러한 약을 복용하는 환자는 약 일주일 정도 약을 중단하고 수술을 받는다. 기타 장기적으로 복용하는 약이 있으면 의사에게 알리고 상담해야 한다.

건강 보조 식품 복용에 주의한다

수술 전 또 하나 주의해야 할 것이 건강 보조 식품의 복용이다. 수술을 받기 위해서는 힘을 내야 한다고 각종 녹즙이나 생고기, 그 외 여러 가지 검증되지 않은 건강 보조 식품을 복용하는 경우가 종종 있다. 이러한 무분별한 섭취는 수술 후 간 기능에 큰 무리를 주게 되고 회복에도 지장을 주며, 심할 경우에는 간 기능 부전에 빠질 수도 있다. 평소와 같은 균형 잡힌 식단이 오히려 부작용이 없고 안전하다.

단, 위암의 증상이 심해 식사를 잘할 수 없는 때에는 의사와 상의하여 수술 전 영양 보충 치료를 병원에서 받는 것이 좋으며, 위암 진행 상태에 따라 부드러운 음식만 먹거나 아예 음식을 먹지 않고 정맥 영양 공급을 받는 경우도 있을 수 있다.

한 번은 중년부인이 위암 수술 직후 고열이 발생하였다. 조사해 보았더니 환자의 친구가 중국에서 구해 온 귀한 차를 먹어야 낫는다며 건네준 것을 수술 전날 페트 병으로 한 병을 의료진 몰래 다 먹었다는 것이다. 혈액 간 기능 수치는 40 이하가 정상이며 100을 넘으면 간염이 심한 것인데, 이 환자는 당시 수치가 1,500을 넘었다. 환자 친구가 가져다 준 차를 마신 탓에 생긴 급성 독성 간염이었다. 다행히 환자는 회복하였지만 환자의 친구가 친구를 황천길로 보낼 수도 있었던 상황이었다.

이런 저런 사례를 보면서 필자는 이렇게 이해한다. 우리나라 사람들이 정이 많아서 어떻게든 도와주고 싶고 물질로 안 되면 정보라도 알려 주겠다는 마음에 “누구네 아빠가 무엇을 먹고 나았다더라”, “어디 갔다 오면 낫는다더라” 등 검증되지 않은 말까지 전한다. 이러한 잘못된 정보는 암이라는 중병으로 묘한 약을 찾고 싶어하는 환자와 가족들을 혼란에 빠뜨린다.

검증되지 않은 소위 묘한 처방들이 환자에게 경제적 부담뿐만 아니라 신체적 부담을 안기는 경우가 많다. 그런 묘방들이 환자에게 도움이 된다면 의사들이 왜 처방하지 않겠는가? 그러니 담당 의사와 상의하고 결정한 치료 방법을 잘 따르는 것이 중요하다.

의료진을 믿고 기도하는 마음으로 편안하게

조기 위암 수술을 위해 입원하면 수술 중에 위암이 위벽 바깥에서 잘 만져지지 않으므로 위암의 위치를 확인하기 위해 내시경을 시행하여 위암 주위에 클립을 꽂아 놓는 시술을 하기도 한다.

수술 하루 전부터는 몸을 씻고 수술 부위를 제모하고, 좌약을 하거나 간단한 관장을 한다. 금식을 하며 수액 주사를 맞기 시작한다. 수술 직전에는 항생제에 알레르기가 있는지 피부에 접종하여 확인하고 항생제를 투여한다.

수술실에 들어가면 수술대로 자리를 옮겨 눕고 심전도와 혈압계 등 마취에 필요한 기구를 몸에 붙이고 산소 마스크를 입에 대면 마취가 시작된다. 이러한 과정이 매우 불안한 것이 사실이나, 일단 마취가 시작되면 의식을 잃고 통증도 못 느끼니 의료진을 믿고 기도하는 마음으로 최대한 마음을 편안하게 하는 것이 좋겠다.

위암 수술 방법과 절제 부위

위암 수술을 하는 기본적인 목적은 위암을 포함한 상당 부분의 위와 주변 림프절을 절제하여 암이 확산되거나 전이될 수 있는 주요 통로와 영역을 제거하고 암의 재발을 막는 것이다. 따라서 위암 조직이 단지 몇 센티미터에 지나지 않더라도 기본적으로 위의 많은 부분(많게는 2/3, 또는 위 전 절제)과 광범위한 위 주변 림프절을 포함하여 절제한다.

위암 수술을 할 때 고려사항은 첫 번째, 암을 확실히 제거하여야 할 것이고, 두 번째, 가능하면 위 또는 기능을 살리는 것이다. 그렇지만 첫 번째 목표, 즉 암을 확실히 제거하는 목적이 손상되면서 위를 살리는 것은 의미가 없을 것이다. 위를 절제하고 나면 남은 위 또는 식도에 소장을 연결하여 음식이 내려가게 하는 소위 재건술을 시행하게 되는데 여기에도 여러 가지 방법이 있어 장·단점을 비교하여 선택하게 된다.

우선 위의 절제 범위는 위암의 위치, 암의 깊이와 크기에 따라 결정된다. 진행 위암의 경우에는 눈에 보이는 암보다도 더 넓게 절제하게 된다. 즉, 현미경적으로는 눈에 보이거나 손에 만져지는 암의 경계보다 더 옆으로 퍼져 있기 때문이다. 때문에 수술 중에 절제 정도의 충분함을 확인하기 위해 수술자의 경험도 중요하지만 위 절제 경계 부분의 수술장 내 병리 검사에 의한 확인이 중요하다.

조기 위암도 예외는 아니어서 위암 수술의 경우 서울대학교병원에서는 위 절제 양쪽면의 암세포 존재 여부를 병리 의사가 확인해 준다. 정규 병리 검사와 달리 -20도로 급랭하여 슬라이드를 만들어 염색하여 20분 정도면 결과를 수술장으로 알려주게 되는데 수술 중 동결 절편 병리 검사라고 한다. 물론 정규 검사 방법보다 신속하여 수술자에게 수술의 충분함을 판단하게 해주지만 아주 드물게 오차가 있을 수 있다. 급속 검사에 의한 한계라 할 수 있다. 그렇지만 이런 검사 없이 육안으로만 판단하는 것보다는 훨씬 도움이 되는 위암 수술의 중요 부분이다.

우리나라 위암 환자의 반 이상은 위 아래쪽에 위치하여 위의 아래쪽을 2/3 정도 절제하는 소위 '위 아전 절제술'을 받는다. 절제 후에 남은 위를 십이지장에 연결하거나 소장(공장)에 연결한다(그림 13-I).

위암의 범위가 위 전체에 넓게 위치하거나, 위암의 중심이 아래쪽에 있더라도 상부로의 경계가 충분치 않을 때, 또는 진행 위암이 위 상부에 위치하면 위 전 절제를 한다(그림 13-Ⅲ).

물론 많은 환자들이 위를 다 절제할 것이라고 하면 실망하기도 하고 나중에 사는 데 문제는 없는지 큰 걱정을 하는데, 그렇지 않다. 위 절제를 하더라도 소장을 식도에 연결하며 이 소장이 차차 늘어나 반년 정도 지나면 하루 세 끼를 충분히 먹을 수 있게 된다. 단 섭취 영양소 중에 비타민 B_{12}가 흡수되지 않기 때문에 근육 주사로 평생 맞아야 한다. 이 또한 예방주사 맞는 정도밖에 되지 않으니 두려워할 것이 아니다.

문제는 조기 위암이 위 상부에 있을 때이다. 이때에는 기술적으로는 위암을 제거하기 위한 림프절 절제를 하고도 아래쪽 위를 충분히 살려줄 수가 있다. 그러나 수술 후에 위산이 식도로 역류하여 식도염을 유발하는 환자가 다수 있어 젊은 환자일수록 위 전 절제를 할 것을 고려하여야 할 것이다. 아래 위를 살리면서 소장과 연결하는 방법도 시행할 수 있지만 아직 위 전 절제술과의 장·단점에 대하여는 논란의 대상이다.

조기 위암이 위의 중간 1/3 부위에 발생하면 위의 유문을 포함한 아랫부분(그림 13-II의 C)과 위의 상부(그림 13-II의 A)를 보존하여 연결하는 위 유문 보존 위 절제술을 할 수 있다. 이 경우 환자들에게는 설사 덤핑 징후 등의 위 절제 후의 후유증이 줄어드는 장점이 있다. 그렇지만 적응증이 되는 환자에서만 고려할 수술 방법이다.

이러한 기능 보존 수술 및 축소 수술은 위의 절제 범위뿐만 아니라, 림프절 절제 범위도 줄어들게 되므로 근치적인 목적을 위해서는 림프절 전이 가능성에 대한 철저한 수술 전 예측이 필요하다. 위암 수술에서 가장 중요한 것은 위를 얼마나 남기는지가 아니라, 위암 세포를 얼마나 완전하게 제거하는 것인지가 중요함을 명심해야 한다.

위암이 심한 경우에는 충분한 림프절 절제를 위하여 비장 절제를 하기도 하며, 위암이 주변 장기를 침범한 경우에는 췌장, 대장, 간 등을 함께 절제할 수도 있다.

위와 주변 림프절을 절제한 뒤에는 음식이 내려가는 길을 확보하기 위하여 장을 연결한다. 이를 다시 한 번 설명하면 위 하부 2/3를 절제한 뒤에는 위를 바로 십이지장에 연결하거나 좀 더 아래쪽에 있는 소장에 연결한다. 위를 전부 절제하는 경우에는 소장을 식도 쪽으로 끌어올려 식도-소장 문합을 하고

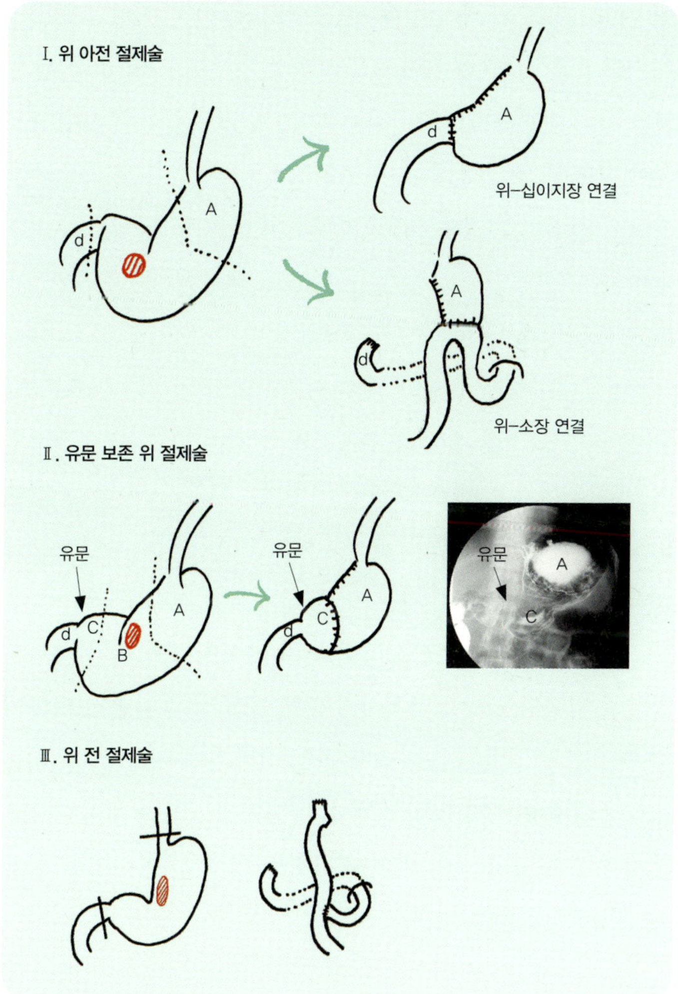
Ⅰ. 위 아전 절제술
d
A
d
A
위–십이지장 연결
A
d
위–소장 연결
Ⅱ. 유문 보존 위 절제술
유문
d
C
B
A
유문
C
d
A
유문
A
C
Ⅲ. 위 전 절제술

그림 13. 위 절제술 방법

30~40cm 정도가 위 역할을 한다.

또 유문 보존 위 절제술을 시행한 경우에는 절제 후 남은 위를 서로 연결하며, 근위부 위 절제술의 경우에는 식도와 남은 원위 부위를 연결해 준다. 봉합은 수술용 봉합사를 사용하여 손으로 연결하기도 하지만 근래에는 티타늄 등 인체에 무해한 금속을 사용한 자동 봉합기로 안전하고 빠르게 봉합할 수 있어 많이 사용한다.

이상에서 언급한 위암 수술처럼 위암의 완치를 목표로 하는 수술은 '근치적 절제'라고 부른다. 반면에 암이 많이 진행되어 원격 전이가 있는 4기 위암은 수술로 완치를 기대할 수 없으니 대부분의 경우 수술을 고려하지 않는다. 그러나 암으로부터 심각한 출혈이 있거나, 퍼진 암이 막아서 음식을 못 먹는 경우(유문 폐쇄, 장폐색 등), 또 위암이 터져서 복막염을 유발한 경우 등에는 당장의 생명이 위독하게 되니 전신 상태 등을 고려하여 수술을 할 수 있다. 이런 경우를 '고식적 수술'이라 한다. 이런 고식적 수술은 이미 암이 퍼져 있는 상황에서 하는 수술이므로 근치적 수술 때와는 달리 위를 절제하더라도 주변 림프절 절제는 최소한으로 한다.

Hospital Memo

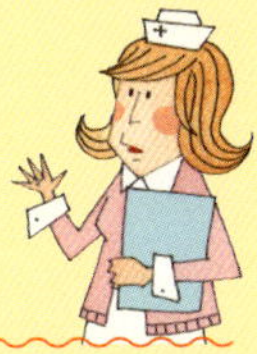

위암 수술에 대한 궁금증

위암 수술

수술은 환자의 개인별 상황에 따라 다르며, 수술 방법에 따라서도 다르다. 만약 특별한 문제가 없다면 대략 수술 시간은 2~4시간 정도 걸린다. 그러나 가족들이 환자를 만나기까지는 마취 유도 및 마취 회복 시간 등이 모두 포함되므로 더 긴 시간이 걸린다.

위암 치료 시 입원 기간은?

환자의 연령, 기저 질환 유무 등 개인별 상황에 따라 다르나, 대체로 합병증이 없으면 수술 후 7일에서 10일 정도 지나면 퇴원할 수 있다. 그러나 합병증이 발생하면 길게는 몇 달까지 입원 기간이 늘어난다.

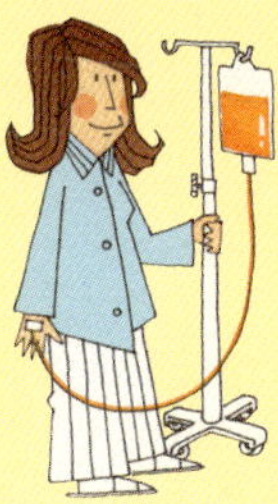

수술 후 회복

수술 다음 날부터 걷는 것이 좋다

위암은 진행될수록 수술이 더 광범위해지고 합병증이 발생할 가능성이 높다. 또한 조기 위암 수술이라 하더라도 역시 수술 후 합병증이 생길 가능성이 있다.

수술 뒤에 발생할 수 있는 합병증으로는 수술 상처 감염, 복강 내 또는 장 내 출혈, 수술 부위에의 농양, 장 연결 부위의 누출, 췌장액 유출 등의 위암 수술 자체와 연관이 있는 합병증과 폐렴, 폐동맥 혈전증, 심근경색, 뇌경색 등의 환자의 전신 상태에 영향을 받아 발생할 수 있는 합병증이 있다.

출혈의 경우는 출혈량이 많지 않을 때는 지혈제 투여 및 안정으로 지켜보기도 하지만, 양이 많으면 영상의학적으로 또는 직접 재수술을 하기도 한다.

위암 수술을 하면서 위 주변 림프절 절제를 철저히 하는 것이 중요한 과정이다. 이때 수술 후 수술 부위에서는 림프액을 포함한 체액들이 나오게 되며 이것이 잘 흡수되어 아물지 않고 고이게 되면 균이 자라게 되고 환자는 열이 나고 나쁜 쪽으로 진행되게 된다. 요즈음은 대개 영상의학적으로 튜브를 꽂아 뽑아내 주면서 항생제를 쓰면 호전된다. 마치 피부에 종기가 생기면 터트려서 배농하면 낫는 것과 같은 원리이다.

한편 장 연결 부위 주변에 이런 농양이 형성되면 연결 부위가 약해져서 새게 되는데 이를 '문합부 누출'이라고 한다. 이 경우에도 환자가 열이 나고 CT를 찍으면 문합부 주위에 액체가 고여 있는 것을 볼 수 있다. 이 역시 요즈음에는 복막염이 없다면 영상의학적으로 튜브를 꽂아 뽑아내 주면서, 금식과 함께 영양주사를 맞게 되면 서서히 살이 차 올라서 막히게 된다. 대개 한 달 이상의 시간이 필요하지만 아물기만 하면 나중에 문제가 되지는 않는다.

이러한 합병증들은 대개 전신마취를 하는 위암 수술에 내재되어 있는 위험이기 때문에 예방하기 어려운 것들도 있다. 그러나 폐 합병증은 심호흡과 가래 뱉기, 기침 등을 통해 수술 중 쪼그라든 폐를 부풀게 하는 것으로 상당 부분 예방할 수 있다.

또한 가능하면 수술 다음 날부터 걷기 운동을 하는 것이 혈전증과 폐 합병증을 예방하는 데도 도움이 되고, 장 운동이 증진되어 장 유착의 발생을 줄이는 데도 도움이 될 수 있다.

일부 환자들은 수술 후 진통제를 사용하면 회복이 늦어진다고 알고 있는데, 진통제로 적절하게 진통을 하고 심호흡과 운동을 하는 것이 오히려 빨리 회복하는 데에 도움이 된다. 거동이 불편한 환자는 눕거나 앉은 상태에서 다리에 힘을 주었다 뺐다 하는 것만으로도 혈전증 예방에 도움이 된다.

물을 숟가락으로 떠서 씹어 먹는다

수술 후 식이 진행은 경우에 따라 다르나 보통 수술 후 3~4일째부터 물을 섭취한다. 물을 섭취할 때에는 숟가락으로 떠먹는 정도의 소량의 물을 씹어서 먹는 것처럼 천천히 섭취하기 시작한다. 물을 섭취하면 장 운동이 촉진되므로 약간의 복부 불편감을 느낄 수도 있다.

물 섭취 후 복부 통증이나 구역질, 구토, 발열 등의 문제가 없으면 그다음 날부터 묽은 미음을 먹고 또 이를 잘 소화할 수 있으면 죽을 먹는다. 위가 전부 절제되거나 1/3 정도밖에 남지 않았으므로 한 번에 많이 섭취할 수 없으니, 여러 차례에 나누어 먹어야 한다.

의료진을 믿고 최선을 다하는 자세

수술 방법에 따라 6~9개월이 지나면 남은 위의 저장 능력이 늘어나고, 위를 모두 절제한 경우에도 소장에 저장 능력이 어느 정도 생기면서, 평소 식사량의 절반 이상 혹은 수술 전 식사량을 완전히 회복할 수 있다. 특별한 합병증이 없고 식사를 잘한다면 보통 수술 후 7~10일이면 퇴원할 수 있다.

참고로 위암 수술 뒤에는 아무리 실력이 우수한 병원이라도 15~20%의 수술 합병증이 발생하며, 더불어 환자가 가지고 있는 지병에 따라 수술 위험성이 높아질 수 있음을 알아야 한다. 합병증이 발생하면 실망스럽겠지만 의료진과 잘 협력하여 합병증을 고치는 것이 중요하다.

위암 수술 후 합병증으로 사망에 이르는 경우도 있는데, 우리나라 합병증 사망률은 0.5~1%로 서양의 10%보다 훨씬 낮은 편이다. 그만큼 우리나라 의료진의 치료 성적이 좋다는 증거이므로 의료진을 믿고 최선을 다하는 자세가 필요하다.

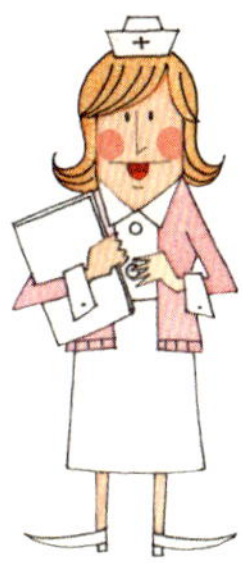

Hospital Memo

최근 각광받는 복강경 수술과 로봇 수술

복강경 수술

최근 조기 위암은 복강경을 이용하여 수술을 많이 시행한다. 배에 큰 개복창을 내어 수술하는 방법과는 달리 5~12mm 정도의 구멍을 몇 개 뚫고, 절제된 위를 꺼내기 위한 작은 절개창만을 내어 수술하는 방법이다. 이러한 수술 방법은 절제 범위가 개복수술과 차이 없이 위 절제술 및 림프절 절제술을 시행하는 것으로 상처가 작아 환자들의 수술 스트레스를 줄일 수 있다는 장점이 있고, 회복이 좋아 일상 생활로 빠르게 복귀할 수 있으며 미용 측면에서도 장점이 있다.

그러나 복강경 수술에는 그에 따른 비용이 추가로 들며, 장기간에 걸쳐 시행해 온 개복수술과 비교해 볼 때 치료 성적이 아직 확인되지 않았다. 국내 주요 병원의 외과 의사들이 모여 대한복강경위장관연구회를 통하여 위암에서의 환자에게 도움이 되는 복강경 수술의 개발 및 안전성 등을 연구하고 있다. 조기 위암에서는 그동안의 축적된 치료 자료 등을 종합하여 볼 때 복강경 수술이 안전하다고 받아들여져 대부분의 조기 위암은 복강경 수술로 림프절 절제와 함께 위 절제가 시행

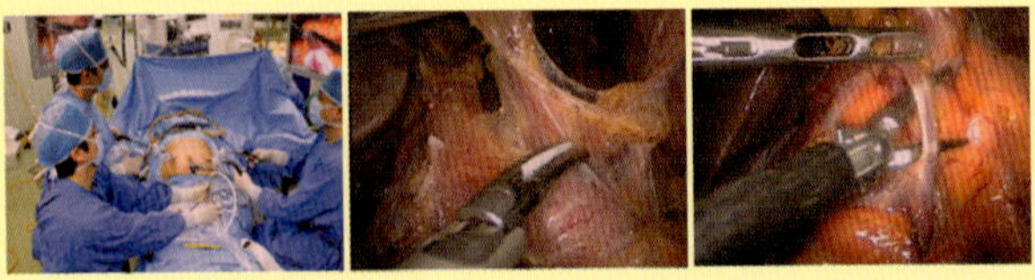

그림 14. 복강경 수술 장면. 배꼽 아래로 카메라를 넣고 모니터를 보면서 하는 수술이다. 수술 기구를 볼펜 두께 정도의 관을 통하여 복강으로 넣어 수술한다. 복강경 기구를 이용하여 혈관을 찾아 분리하고 림프절을 절제하는 장면이다.

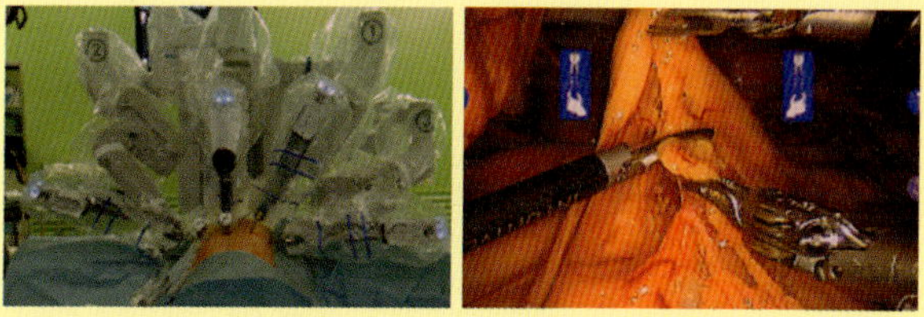

그림 15. 로봇 수술. 복강경 수술의 한 방법으로 관절이 있는 수술 기구를 원격 조종할 수 있어 보다 유연하게 작업할 수 있는 장점이 있다. 로봇 장비는 상대적으로 꽤 크다.

되고 있다. 진행 위암에서는 현재 국내 주요 병원이 참여한 임상 연구가 진행되고 있어 이 또한 2017년경에는 결론이 날 것으로 예상된다.

로봇 수술

복강경 수술의 한 방법인 로봇 수술도 최근 위암 수술에 적용하고 있다. 기존의 복강경 수술 기구는 관절 운동을 하지 못하는 직선 기구였던 것에 비해 로봇 수술법은 사람 손목과 같이 관절이 있어 자유롭게 움직이는 기구를 복강 내에 넣고 원격으로 수술하는 방법이다. 로봇 수술법은 복강경 수술보다 좀 더 유연성이 있어 더욱 세밀한 수술이 가능할 것으로 기대한다.

또한 기존 복강경 수술은 2차원 화면을 보고 수술하지만, 로봇 수술 장비에는 3차원 복강경이 포함되어 있어 입체감이 강조된 환경에서 수술할 수 있는 장점이 있으나, 현재 로봇 수술은 다른 수술 방법에 비해 비용이 매우 비싸며, 아직 제한적으로 사용하고 있다. 여러 병원의 위암 외과 의사들이 모여 위암의 로봇 수술 응용 분야에 대하여 연구하고 있다.

이러한 복강경 수술을 할 때에도 한 가지 알아 두어야 할 것이 있다. 때때로 복강 내의 유착, 수술 중 출혈, 광범위하고 심한 병변 등으로 인해 개복수술로 전환하는 경우가 있다.

12

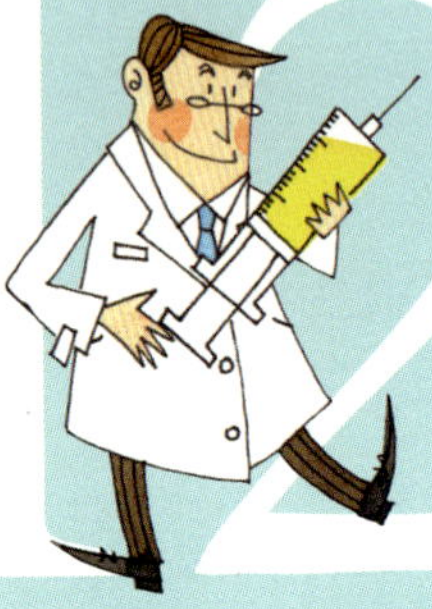

위암에서의 약물치료와 방사선치료의 역할

위암에 항암제를 사용하는 세 가지 경우가 있다. 첫 번째, 수술이 불가능한 상황이다. 암이 이미 전신에 전이를 일으킨 상태이거나 주변 장기에 침윤이 심해 절제가 불가능한 경우이다. 두 번째로는 근치적 외과 수술을 한 뒤에 재발을 예방하는 목적으로 사용하는 것이며, 세 번째는 수술 전에 항암제를 이용하여 약물치료를 하는 것이다. 효용성에 대한 임상 연구가 현재 진행되고 있다.

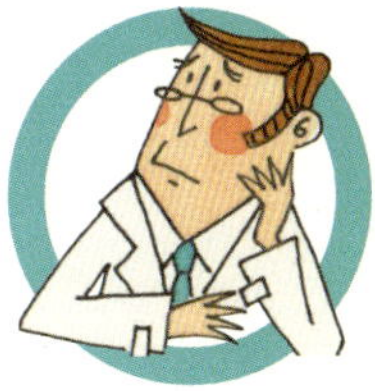

아직은 일반적이지 않은 방사선요법

"위암이 초기(1기)일 때는 위암 세포가 국소적으로만 있기에 위내시경 절제술 또는 림프절 절제를 포함한 위 절제 수술로 완치가 가능하다. 이 경우에는 재발률이 매우 낮아 추가 항암제 치료 등을 하지 않는다. 물론 조기 위암에서도 아주 드물게 재발하는 경우를 본다. 이는 대개 혈행성 재발의 경우이다.

그러나 위암이 2기에 들어서면서부터는 주변 림프절에 침범도 일어나고 상당 부분의 위와 광범위 림프절 절제를 한다 하더라도 앞에서 공부한 바와 같이 재발이 일어나게 되는데, 이는 외과적 수술로 위를 포함한 주위 조직을 절제하였다 하더라도 눈에는 안보이지만 암세포가 그 밖에 이미 넘어가 있기 때문이다.

병기가 2기, 3기로 넘어갈수록 그 가능성이 높아 재발률도 30%, 50%, 70% 등으로 높아진다.

그동안 의학계에서는 재발률을 낮추기 위한 많은 노력과 연구가 이루어져 왔다. 특히 항암제의 역할에 대하여는 앞서 설명과 같이 최근 일본에서의 연구 및 한국·중국·대만 공동 연구에서 재발률을 낮추는 것으로 확인이 되어 현재는 근치적 위암 수술 후에 2~3기 위암 환자는 추가 항암제 치료를 받고 있다.

항암제로 암을 축소한 뒤에 수술을 하여 치료 성적을 향상시키려는 목적으로 수술 전에 항암제를 이용해 약물치료를 시도하기도 한다. 현재 어떤 환자가 약물치료에 반응이 좋아 수술 전 항암 화학 요법이 도움이 되는지를 예측할 수 있는 검사 방법이 연구 중이다.

방사선요법은 미국과 달리 한국이나 일본에서는 위암 치료에 일반적으로 추천되는 치료 방법은 아니다. 치료 성적이 우수한 일본이나 우리나라에서는 위암 수술 시 광범위한 림프절 절제가 철저하게 이루어지기 때문에 방사선치료를 추가로 할 필요가 없기 때문이다.

그러나 수술이 불가능한 위암과 재발한 위암의 통증을 완화하거나 좁아진 부위를 넓히기 위해서 방사선요법을 사용하기도 한다. 또한 보편적으로 이용되는 치료 방법이 아니지만, 수술 후 남아 있을 수 있는 암세포를 파괴하기 위한 보조 요법으로 사용하기도 한다.

Hospital Memo

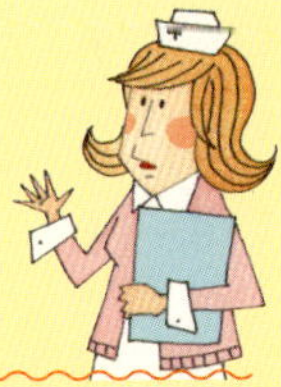

항암제와 방사선치료의 부작용

항암제로 인한 부작용은 주로 사용되는 약제에 따라 좌우된다. 물론 같은 약제에서도 환자에 따라 부작용의 종류와 정도가 다르게 나타날 수 있다.
일반적으로는 혈구 세포 감소에 따른 감염에 대한 저항력 약화, 무기력증, 식욕부진, 오심, 구토, 모발 소실, 잦은 멍, 구강 궤양, 손발 저림과 같은 부작용이 있다.
대부분의 부작용은 항암 화학 요법이 끝나면 회복되지만, 이 역시 개인의 상태나 항암제 종류에 따라 회복 시기가 다르므로 약물치료 중 또는 치료 후에 느끼는 불편감은 반드시 의료진과 상의해야 한다. 방사선치료는 방사선 장염 또는 방사선 폐렴 등의 합병증을 발생시킬 수도 있다.

13

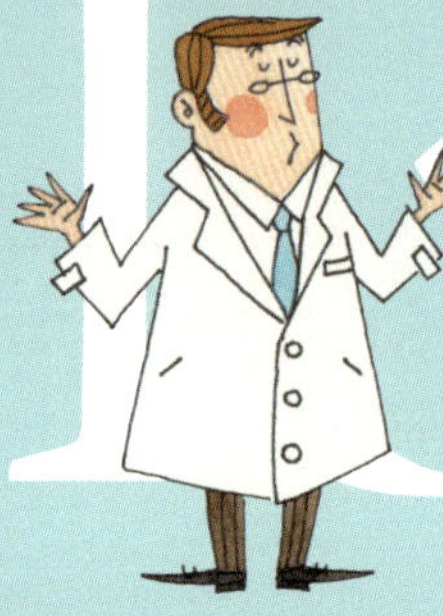

위암은 어디로 전이되는가?

위암은 병이 진행되면서 암세포가 위를 벗어나 주위의 림프관과 혈관을 뚫고 들어간다. 그리고 림프액과 혈액의 흐름에 섞여 위 이외의 장기 등으로 퍼져나가게 되는데 이를 '전이'라고 한다.

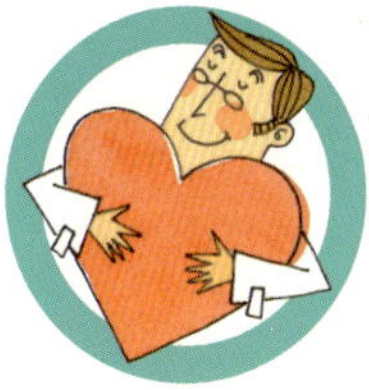

림프성 전이, 혈행성 전이, 복막 전이

암세포가 림프관을 따라 위 주변 림프절로 전이되는 방식을 '림프성 전이'라고 부른다. 또한 혈류를 따라 암세포가 전이되는 것은 '혈행성 전이'라고 하는데 혈류량이 많은 장기인 간·폐·뇌·뼈 등으로 암세포의 원격 전이가 나타나게 된다. 위암이 위와 가까운 간으로 직접 침윤하면 위와 맞닿아 있는 간 부분에 암이 형성되지만 혈행성 전이를 통해 위암이 간으로 전이되면 위와 맞닿아 있지 않은 간 부위에 암이 형성된다는 차이가 있다.

'복막 전이'는 위의 암세포가 장막층까지 뚫고 나와, 복막에 의해 둘러싸인 복강으로 떨어져 나와 복강 내에 퍼지는 것을 말한다.

14

위암 수술 후 건강 관리

위암 때문에 위 절제 수술을 받으면 우선 위의 크기가 작아져 저장 용량이 작아지고, 위의 운동 능력이 떨어져 음식이 천천히 내려간다. 당연히 회복할 기간이 필요하다. 그러므로 수술 뒤에는 소화에 부담을 주지 않는 식사를 하는 것이 좋다.

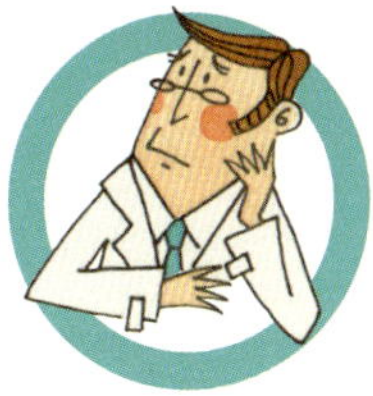

음식은 특별히 가릴 필요가 없다

위암 수술을 하게 되면 위를 상당 부분 또는 전부를 절제하게 되므로 위의 저장 용량이 감소하고 운동 능력도 떨어져 한 번에 먹을 수 있는 양이 적을 수밖에 없다. 때문에 하루 필요한 열량을 세 끼가 아닌 여러 번에 걸쳐서 나눠 먹어야 하고 잘 씹어 먹어야 한다. 외과 의사이셨던 필자의 부친은 위암 수술을 받은 환자의 위는 한 살짜리 아기의 위와 같고 한 달에 한 살씩 나이를 먹는다고 환자에게 말씀하신다고 내게 가르치셨는데, 환자들에게는 무엇을 먹을지 양은 어느 정도 먹어야 할지 가늠할 수 있는 아주 유용한 비유이다.

다행히도 우리 몸은 적응을 잘해 위가 남은 경우에는 3개월 정도, 위를 다 절제한 경우라도 6~9개월이 지나면 대개 하루 세 끼 정상적인 식사를 할 수 있다.

정리하면 하루에 필요한 열량을 소량으로 5~6회로 나누어 천천히 먹고 충분히 씹어 먹도록 하며, 자기 직전에 식사를 하는 것은 역류를 일으키므로 좋지 않다.

음식은 종류를 특별히 가릴 필요가 없다. 우리가 일반적으로 먹는 식단이면 크게 문제가 없다. 단 소량의 음식 섭취로 영양이 부족할 수 있으므로 균형 잡힌 식단으로 영양을 충분히 공급해 주는 것이 좋다. 특히 수술 후에는 단백질이 모자랄 수도 있으므로 단백질 섭취에 신경을 쓴다. 한 가지 음식만을 지속적으로 섭취하는 것도 피한다.

과일 중에서 수술 후 위가 남아 있는 경우에는 감을 먹지 않는 게 좋다. 감은 경우에 따라 위석이 될 수도 있기 때문이다. 위를 절제하면 위 내의 산분비가 떨어지지만 위산이 아주 없는 것도 아니고, 위 운동이 저하되어 있어 저류가 일어나기 때문에 감이 산과 합쳐져 단단한 위석이 될 수 있다.

한 50대 초반의 충청도 아주머니는 평소 감을 좋아하였기에 수술 후에도 감을 즐겨 먹었다고 한다. 이 환자는 나중에 장폐색이 있어 배가 아파 응급 수술을 하였는데 먹은 감이 돌이 되어 내려가 소장을 막았기 때문이었다.

운동은 산책 등 가벼운 걷기 운동이 좋다. 가벼운 걷기는 소화에도 도움이 되고 위암 수술 직후 올 수 있는 무기폐나 장 유착 등의 합병증도 예방한다.

반면 지나친 운동은 오히려 수술 후 회복에 도움이 되지 않는다. 위암 수술 후에는 식사량 감소로 칼로리 부족 상태가 올 수 있는데 이때 운동까지 심하게 하면 몸에 무리가 가므로 삼가야 한다. 특히 개복 상처가 크다면 조심스럽게 운동해야 하며, 수술 후 2~3개월은 조금 빨리 걷거나 또는 풀 안에서 걷는 정도가 적당하다.

Hospital Memo

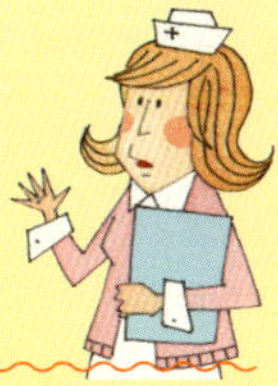

위를 사랑하는 10가지 방법

❶ 규칙적인 식습관을 갖는다.
❷ 되도록 적게 먹는다.
❸ 식염 섭취를 줄인다. 그렇다고 맹탕으로 먹으라는 것은 아니다.
❹ 음식의 탄 부위는 떼고 먹는다.
❺ 자극적인 음식 섭취를 줄인다.
❻ 소염 진통제 복용을 자제한다.
❼ 식사 뒤 바로 눕지 않고 스트레스를 줄여 위산이 과도하게 분비되지 않도록 한다.
❽ 위궤양·십이지장궤양이 있으면서 헬리코박터균이 양성이면 적절한 치료를 받는다.
❾ 지방이 많은 기름진 음식의 섭취를 줄인다.
❿ 정기적으로 위내시경 검사를 받는다.

15

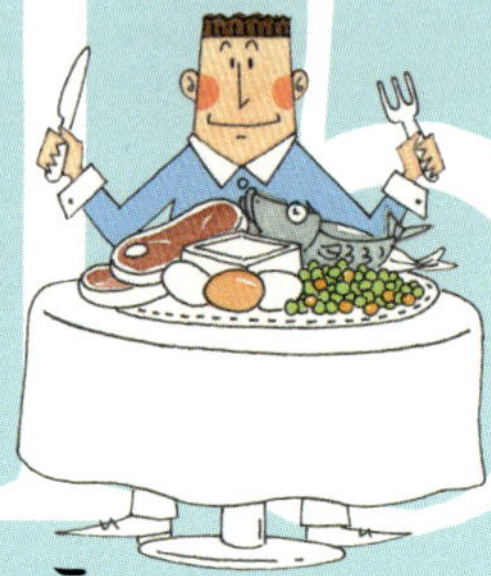

위암 절제 수술 후 식단 관리

위 절제술을 한 위는 한 살짜리 아기의 위와 같다고 생각하고 다음 사항에 유의한다. 너무 짜거나 매운 음식 또는 생약 성분을 피하며, 적응 시기에는 하루 식사량을 5회로 나누어서 소량씩 섭취하다가 2~3개월이 지나면 정상 식사가 가능해지므로 차츰 본인의 치료 과정에 맞는 영양 관리 방법을 찾아 실천하는 것이 중요하다.

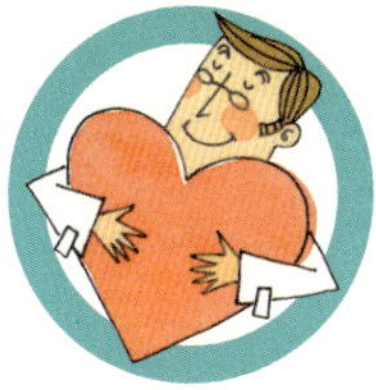

위 절제 수술을 한 직후에는 위의 크기도 줄고 기능도 많이 감소해 있는 상태이므로 한 번에 충분한 양의 식사가 불가능하거나, 먹어도 소화가 잘되지 않을 수 있다. 따라서 수술 직후 적응기에는 떨어진 위의 기능을 보완하면서 충분하게 영양 섭취를 하는 것이 중요하다. 이 적응 시기에는 편안한 마음으로 충분히 씹어 천천히 식사하는 것이 중요하며, 단백실 식품(콩, 두부, 고기, 달걀 등)을 매끼 섭취하는 것이 좋다. 또한 수분이 부족

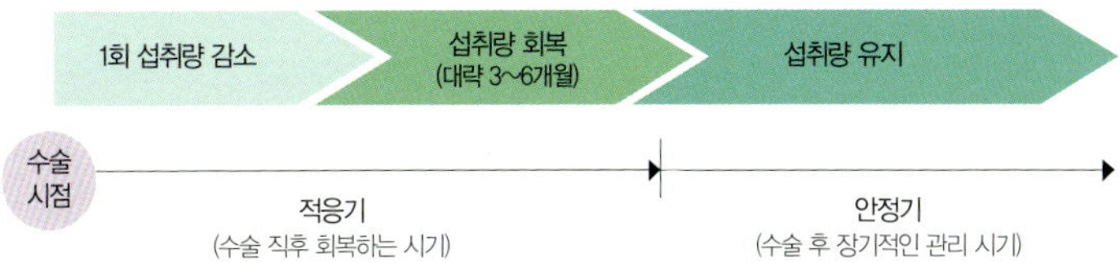

그림 16. 수술 직후 식사 적응기(출처: 서울대병원 임상영양과 교육자료)

하지 않도록 끼니 사이에 물을 조금씩 자주 섭취하되, 식사 도중 수분 섭취가 많거나 단순히 당 함유량이 높은 음식(꿀, 아이스크림 등)은 덤핑 증후군 등을 유발할 수 있으니 주의한다.

덤핑 증후군이란 많은 음식물이 소장으로 급하게 내려갈 때 복부 팽만, 복통, 오심, 구토, 빈맥(맥박이 빨라짐), 어지러움, 발한 등의 증세가 생기는 것이다.

식사 섭취량이 회복되는 속도는 개인에 따라 많이 다르지만, 대개 수술 후 약 3~6개월 전후에 어느 정도 회복된다. 이 시기가 지나 안정기에는 건강한 식습관 유지가 식사 요법의 주 목표이다. 안정기의 식사 요법으로는 다양한 채소와 과일을 섭취하는 것이 좋으며, 가능하면 짠 음식과 가공 육류(햄, 소시지), 훈제나 직화구이 등으로 조리한 음식을 피하는 것이 좋다.

항암 효과가 있다고 알려진 식품

음식으로는 위암을 치료할 수는 없으며, 보통 항암 효과가 있다고 알려진 식품 역시 암을 치료하는 식품이 아니다. 일부에서는 항암 식품을 즙이나 원액, 환, 가루와 같은 농축, 혹은 정제된 형태로 이용하면 암을 치료할 수 있는 것처럼 주장하여 많은 환자나 보호자들이 그대로 따라 하다가 부작용이 발생하여 적절한 수술 시기를 놓치거나 항암 치료를 중단하게 되는 등 심각한 경우가 있다.

암 환자의 식사는 환자의 암 치료 목표에 따라 달라지므로 항암 식품에 의존할 것이 아니라, 본인의 치료 과정에 맞는 영양 관리 방법을 찾아 실천하는 것이 더욱 중요하다.

짠 음식과 매운 음식

위 절제 수술 후 식사 적응기에는 빠른 회복을 위하여 잘 먹어야 하므로 '입맛에 맞게, 맛있게 식사하는 것'이 가장 중요하다. 이 시기에는 너무 싱겁게 먹으면 오히려 식욕이 저하되어 식사 섭취량이 줄어들 수 있으므로, 음식의 간은 환자의 입맛에 어느 정도 맞추는 것이 식사 섭취량 회복에 도움이 된다. 그러나 짜게 먹는 식습관은 위암은 물론 심혈관계 질환을 유발할 가능성이 높으므로 주의해야 한다.

매운 음식, 특히 고춧가루가 수술 부위에 자극을 줘서 위험하지 않을까, 혹은 남은 위의 암 재발 위험이 높아지지 않을까 하고 걱정하는 환자들이 많다. 너무 맵지만 않으면 고춧가루는 소화뿐만 아니라 위 점막에도 문제가 되지 않으며, 고추에는 베타카로틴, 캡사이신 등의 좋은 영양소와 생리 활성 물질이 함유

되어 있다는 장점도 있으니 먹어도 좋다.

다만 수술 초기에는 음식에 포함된 적은 양의 고춧가루에도 속 쓰린 느낌이 들 수 있으며, 이러한 속 쓰림은 간혹 위-식도 역류 혹은 기타 위 절제 후 보일 수 있는 증상과 감별이 어려운 경우가 있으므로 주의한다.

영양 보충 음료 섭취 시 주의 사항

수술 후 체중이 잘 늘지 않고, 한 끼 식사량을 늘리기도 어렵다면, 전문 영양사와 상담하여 간식 섭취의 한 방법으로 영양 보충 음료를 먹어 볼 수도 있다.

영양 보충 음료는 식사를 통해 섭취할 수 있는 대부분의 영양소를 균형 있게 함유하고 있어, 섭취량이 부족하다면 식사의 일부로 영양 보충 음료를 먹는 것도 좋다.

하지만 영양 밀도가 비교적 높아 한꺼번에 빨리 섭취할 경우 설사 등을 비롯한 덤핑 증후군이 발생할 수 있으니 조금씩 여러 번에 나누어 섭취하는 것이 좋다.

Hospital Memo

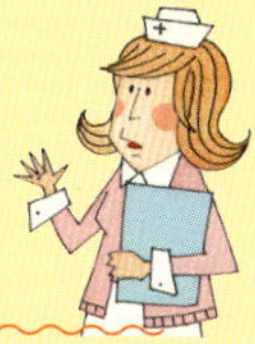

위암의 완치

위암 수술 당시 남아 있는 미세 전이 암세포가 자라나 문제를 일으키면 위암이 재발한다. 대개 2~3년 내에 재발이 일어나고 늦게는 5년이 될 때까지도 발생한다. 5년 이후에는 매우 드물다. 따라서 위암 수술 후 5년을 추적 · 관찰하여 재발이 없다면 대체로 완치라고 한다.

5년이 지난 상태에서 위가 남아 있는 환자는 매년 남은 위에 대한 위내시경 검사를 하는 것이 필요하다.

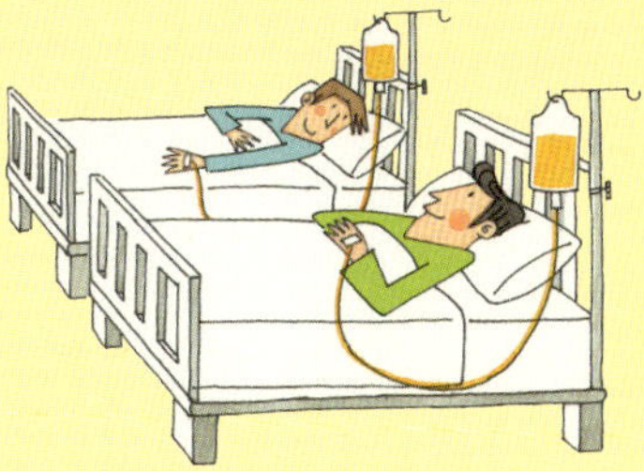

16

위암 재발 방지도 조기 발견이 최선이다

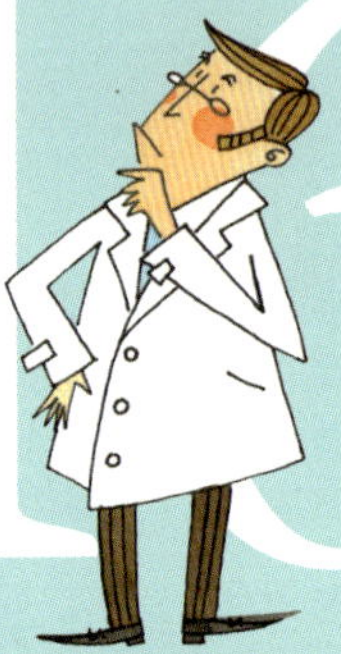

수술하여 암세포를 다 제거하고 치료를 한 뒤 퇴원하였다 해도 그 당시에는 완치되었다는 표현을 쓰지 않는다. 언제, 어느 부위에서 또다시 암이 재발할지 알 수 없기 때문이다. 적어도 암 치료 후 5년이 지나도 암이 재발하지 않아야만 겨우 완치라는 표현을 쓸 수 있다.

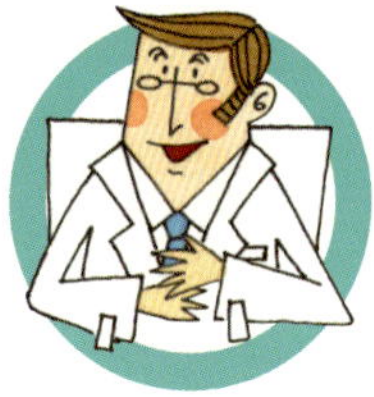

재발해도 적절히 치료하면 수명을 연장할 수 있다

암 환자들은 주기적인 외래 진료를 통해 암의 재발 여부를 확인해야 한다. 치료 후 2~3년 동안에는 3~6개월에 한 번씩, 이후에는 6개월에 한 번씩 정기적인 진찰과 검사를 받아야 한다.

검사는 복부 초음파 또는 복부 CT 검사, 폐 촬영, 혈액 검사(암표식자 검사 포함), 위내시경 검사 등을 시행한다.

그렇다면 어떤 사람들이 위암이 재발할 가능성이 높을까? 위암의 재발률은 위암 병기에 따라 달라진다. 일반적으로 암의 병기가 나빴던 사람일수록 재발률이 높다. 재발하기까지의 기간은 수술 후 2년 이내인 경우가 많다. 재발 환자의 50% 이상이 2년 이내에 일어나며 1/3은 3~5년 사이에 재발한다. 일단 재발하면 처음보다 치료가 어렵다. 재발 위암이 국소적으로 진행되었을 경우, 즉 남은 위의 연결 부위에 재발하거나 또는 남은 위에 새로운 위암이 발생한 경우에는 근치적 절제 수술을 재시도하여 재발한 암세포를 제거한다. 그러나 한번 수술을 받은 환자는 복강 내 장기들 간에 유착되어 있어(특히 첫 번째 위암 수술 시에 림프절 절제를 시행한 부위에 간·췌장 등이 서로 유착이 있어), 첫 번째 수술에 비해 기술적으로 더 어렵고 합병증이 생길 가능성도 더 커진다. 복막 재발이나 혈행성 재발은 수술 등 외과적 치료가 힘들기 때문에 완치를 기대하기 어렵다. 따라서 이런 경우에는 전신 상태에 따라 약물 화학 요법으로 암이 더 이상 진행되는 것을 막기 위한 보존적 치료를 한다.

중요한 것은 위암의 재발이 곧 사망 선고는 아니라는 것이다. 위암이 재발했다고 모든 사람이 사망하는 것도 아닐뿐더러 적절한 치료로 암의 진행을 막으면서 수명을 연장시킬 수 있다.

5년이 지난 환자들도 남은 위가 있으면 이곳에서 새로운 위암이 생길 수 있으니 매년 위내시경 검사를 받는 것을 잊지 말아야 한다. 이를 게을리 하여 두 번째 위암을 늦게 발견해 오는 환자들을 보면 안타까울 뿐이다. 고생을 해서 첫 번째 위암을 이겨냈으면 1년에 한 번 위내시경 검사를 받는 것이 그렇게 힘든 것도 아니니 꼭 위내시경 검사를 받도록 한다.

Hospital Memo

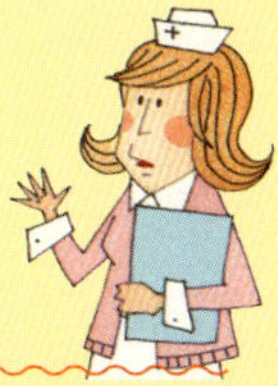

스트레스와 위암

때때로 법원에서 직장의 스트레스로 위암이 발생하였다는 소송을 감정해 달라는 요청을 받는다. 스트레스가 위암의 직접적인 원인이 된다는 증거는 없다.

그러나 꼭 위암 예방을 위해서뿐만 아니라 건강한 삶을 위하여 스트레스 관리를 잘해야 한다.

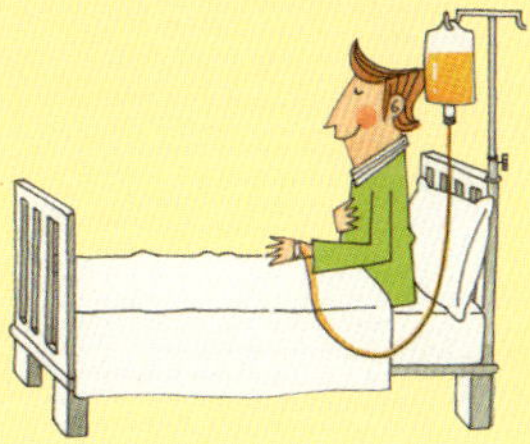

17

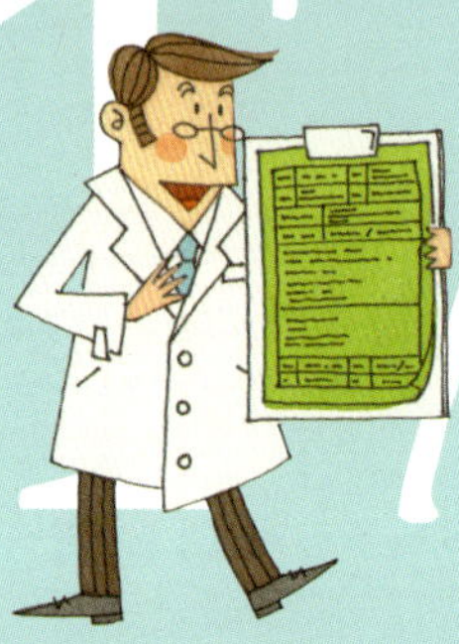

위암, 유전되는가?

최근에는 암 환자들이 늘어나 자신의 집을 포함하여 친척집까지 살펴보면 어느 집안에나 암 환자가 있다. 핏줄로 이어진 혈연 관계에서 암 환자가 발생하면 대부분의 사람들은 혹시나 자신의 집안에 암이 유전되는 것은 아닌지 의심하게 된다. 그리고 자신도 암에 걸릴지 모른다는 생각에 두려워한다. 그러나 대부분의 암은 유전되지 않는다. 암 중에서도 희귀한 유전암이나 일부 암에 약간의 유전 가능성이 있을 뿐이다.

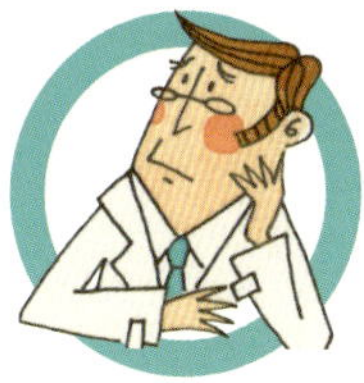

집안에 위암 환자가 많다면 유전 가능성

유전성 암의 특징은 몸의 정상 세포에 특정 유전자의 돌연변이가 있고, 이것이 대물림하여 내려가는 것이다. 또한 특정 암이 집안에 대대로 여러 명 발생하고 유전자 이상을 갖고 태어나니, 보통 발생 연령보다 젊은 나이에 암이 발생하며, 특정 장기에서 다수 발생하고 다른 장기의 암도 동반할 수 있다.

그렇다면 위암은 어떠할까? 한 집안에 위암 환자가 여럿 있다면 유전적인 요인도 가능하다. 가족은 오랜기간 유사한 식습관이나 환경에 노출되는 특징이 있어 외부적 요인도 무시하지 못한다. 그렇다 하더라도 한 집안에 위암이 많이 발생하면 유전적 소인이 있을 가능성을 염두에 두어야 한다.

필자가 속해 있는 국제 유전성 위암 공동 연구단에서는 직계 중에 3명 이상의 위암 환자가 있고, 그중 1명이 50세 전에 위암에 걸렸다면 유전적 소인을 의심해야 한다고 정의한다. 서울대학교병원의 조사에 따르면 위암 환자의 5% 정도가 여기에 해당한다.

단, 이런 위암 환자들이 모두 유전성이라고 속단할 수는 없다. 특이한 유전자(p53 또는 CDH1)의 돌연변이가 몸의 정상 세포에 있으면 유전성 위암이 발생하는 것으로, 정상 세포에 돌연변이가 있으니 이는 대물림된다. 필자가 경험한 유전적 위암 가계가 의심되는 사례들에서 이들 p53 또는 CDH1유전자의 돌연변이 여부를 조사하였는데 대부분 이들 유전자에는 이상이 없었다. 이는 환경적 요인 때문일 수도 있고 다른 새로운 유전자의 돌연변이 때문일 수도 있다. 지금도 이들 가족에서 원인 유전자를 찾는 연구가 진행 중이다.

가족력이 많다면 조기 발견에 더 많은 노력을 기울여야

만약 유전성 위암이 의심되는 가계에 속한 사람이라면 암 유전자 클리닉에서 상담을 받길 권한다. 검사를 통해 이상 소견이 발견되면 정기적인 위내시경 검사 등을 하여 암을 조기에 발견하도록 더 많은 노력과 주의를 기울여야 한다. 유전적 이상이 발견되지 않더라도 젊은 나이에 다른 집보다 위암 환자가 많은 가족이라면 자신도 동일한 위험 환경 요소에 함께 노출되었을 가능성이 크므로 정기적인 검진을 받는 것이 좋다.

우리나라에서 가족 내 유전 이상이 판명되어 유전성 위암으로 진단된 경우는 매우 드물다. 대개 집안에 위암 환자 또는 다른 암 환자가 여럿 있는 경우에는 오히려 건강을 염려하여 건강검진을 자주 함으로써 병이 생기더라도 일찍 발견하는 경우가 많다.

집안 가족력이 있는 경우에는 유전자 검사가 밝혀져 있지 않은 데다가, 그리고 짧은 시간에 결과도 나오지 않기 때문에 수술하기 전에 유전 요인 때문에 발병했을 수도 있다는 가능성을 설명한다. 그리고 유전적 특징 때문에 위에 이미 여러 개의 암이 발생한 상태일 수 있으므로 암이 위의 아래 한쪽 부분에 발생했다 하더라도 위를 다 절제할 수도 있으니 환자가 선택해야 한다. 필자의 경험으로는 지금까지 대부분의 환자들이 위 전 절제를 선택하였다.

유전하는 위암의 증례들

30대 중반의 여성이 10년 전에 위암 수술로 위 절제를 받은 적이 있었다. 남은 위에 위암이 다시 발생하여 위 전 절제를 시행하였다. 가족력을 들어 보니 어머니가 젊은 나이에 위암으로 세상을 떠났고, 여동생이 20대에 역시 위암으로 세상을 떠났다. 밑의 남동생도 2년 전에 위암으로 위 절제를 받았다고 한다. 나머지 형제 중 20대의 남자 형제는 건강하다고 한다. 이제 독자 여러분은 지금까지 공부한 것을 토대로 이 가족에게 어떻게 권해야 할지를 생각해 보자.

유전적으로 확인은 안 되었지만 위암 환자가 3명이며 젊은 나이에 발생하였으니 유전성 위암 가계로 의심할 수밖에 없다. 우선 위암 수술을 받은 밑의 동생은 위가 남아 있으니(유전성 위암에서는 위에 암이 다수 발생할 수 있다) 남은 위에도 있을 수 있는 새로운 위암을 찾기 위해 위내시경 검사를 자주 받도록 권했다. 막내 남동생 역시 건강한 20대이지만 위내시경 검사를 매년 하라고 권하였다.

그런데 1년 뒤 막내 남동생을 데리고 왔다. 위내시경 검사에서 위암이 발견되었다고 한다. 그러면 어떤 수술을 권하여야 할까?

상황을 설명하자 환자는 위 전 절제를 선택하였다. 그 남동생은 아직도 건강히 잘 지내고 있다. 만약 이 가족에서 가족성 위암을 생각하지 못하였다면 어떻게 되었을까? 또 남동생이 권한 위내시경 검사를 받지 않았다면? 20대였던 그 남동생은 늦게야 위암이 발견되었을 것이고 먼저 위암으로 세상을 떠난 여자형제와 같은 운명이었을 것이다. 한편 이들 가족에게서 유전자 돌연변이를 검사하였지만 아직 이상을 발견하지 못했으며, 계속 추적·조사하는 중이다.

위암 수술 후 임신하여 아들까지 출산하다

2007년 상부 복통으로 병원을 찾았던 20대 중반의 여자 환자가 검사 결과 진행성 위암을 진단받았다. 수술 후 병리 검사 결과를 보니 암은 이미 위의 가장 바깥쪽 층인 장막층을 뚫고 자라나고 있었고, 10개의 림프절에서 암세포가 관찰되었다. 최종 병기는 3기, 그중에서도 가장 예후가 좋지 않은 3기 c였다. 젊은 나이에 예상보다 매우 나쁜 결과를 잘 받아들인 이 환자는 의료진을 믿고 따라와 주었으며 항암 치료 과정 역시 큰 문제 없이 받았다.

이 환자는 5년이 지난 지금까지도 재발 없이 생존해 있다. 위암 진단 당시 신혼 부부였던 환자는 수술 후 4년이 지난 뒤 치료 때문에 미루었던 임신을 시도하여 무사히 아들을 출산하였으며, 아들 돌잔치에 의료진을 초대하여 기쁨을 함께했다.

4기 위암 환자도 호전을 보인다.

A형 간염을 치료받던 중 위암이 진행되고 있다는 진단을 받은 30대 초반의 젊은 남성이 있었다. 진단 당시 이미 복막 전이와 대동맥 근처 림프절 전이 소견을 보여 근치적 수술 치료의 대상이 되지 않는 4기 위암 상태였기 때문에 6개월간 여섯 차례 항암 치료를 받았다. 이후 1년 반 동안 전이 소견은 호전되는 듯 보였다가, 다시 1년 후 병원을 찾았을 때 위 근처 림프절 전이가 심해져 추가로 항암 치료를 받았다. 다행히 다른 항암제 치료 후, 반응이 좋아 복막 전이나 대동맥 근처 림프절 전이 등의 소견들이 대부분 사라졌고, 의료진들이 모여 다학제 집담회를 한 결과 진단적 개복수술을 권유하여 수술을 받았다. 어떤 결과를 예측할 수 있을까?

수술 전 검사 결과와는 달리 복막 전이나 대동맥 림프절 전이가 여전히 관찰될 가능성도 있었다. 하지만 실제로 수술을 해 보니 이전 항암 치료의 영향으로 위와 근처 조직들이 전반적으로 많이 약해져 있기는 했지만 걱정했던 전이 소견은 눈으로는 관찰되지 않았다. 수술 후 보고된 병리 검사 결과, 위암은 조기 위암에 림프절 전이도 없는 것으로 최종 판정이 났다. 4기 위암 환자가 이 같은 호전 경과를 보이는 경우는 극히 드문 경우이기는 하다. 그러나 이런 드문 증례를 여기에 소개하는 것은 4

기 위암이나 위암의 재발 소견이 발견되더라도 희망을 잃지 말고 담당 의사와 상의하여 그때그때의 암 치료에 최선을 다하기를 바라기 때문이다.

내시경적 절제술은 제한된 조기 위암 환자들에게 적용

57세 남자 환자가 검사 결과 조기 위암으로 의심되어 모 병원에서 내시경하 점막 절제술을 받았다. 수술 후 병리 조직 검사 결과 점막하층까지 침범한 위암으로 확인되었으나 추가 위 절제 수술을 하지 않고 경구 항암제를 1년 6개월 동안 복용했다. 이후 경과를 관찰하던 중 3년여 만에 CT에서 위 주변 림프절의 크기가 커져 있다는 얘기를 들었다. 위암의 재발이 의심된다며 방사선치료를 권유받았다. 이후 서울대학교병원으로 옮긴 환자는 위 절제 수술을 받게 된다. 수술 소견상 CT에서 재발이 의심되었던 림프절 병변을 눈으로도 확인할 수 있었으며, 위 절제를 포함한 림프절 곽청술을 받았다. 수술 후 보고된 병리 검사 결과, 장막하층까지 침범한 위암으로 진단되었고, 위 주변 림프절에서도 전이 소견도 확진되어 최종 병기는 2기 b였다.

최근 조기 위암에 대한 내시경적 절제술이 확산되면서, 전신마취하에서 수술을 받지 않고도 암을 치료받을 수 있다는 희망을 안고 병원을 찾는 환자들이 늘고 있다. 하지만 내시경적 절제술은 어디까지나 제한된 적응증을 가진 조기 위암 환자들에게만 적용되는 치료 방법이라는 점을 명심해야겠다. 이번 사례에서 보듯이 조기 위암이라 할지라도 분화도가 나쁘거나 점막하층 침범이 있는 경우 림프절 전이가 있을 수 있으며, 이를 선별적으로 수술 전에 찾아 낼 수 있는 방법이 현재까지는 없으므로 수술이 필요하다는 사실을 기억해야 한다.

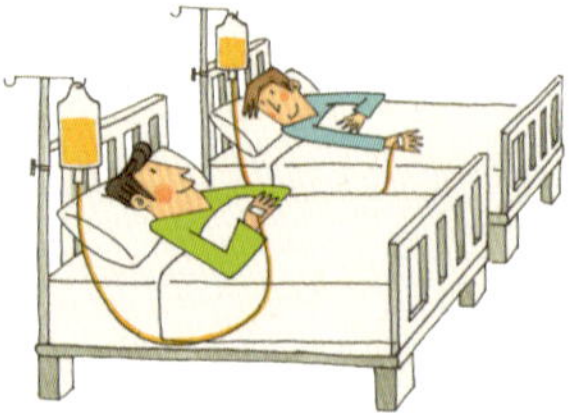

Hospital Memo

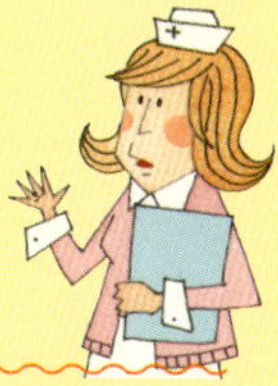

위암 환자에게 주는 조언 몇 가지

위암이라는 사실을 알았을 때 환자가 가져야 할 마음가짐과 태도

현대 의학에서 암은 난치병이긴 하지만 결코 불치병은 아니다. 그러므로 환자는 암을 진단받은 자신의 상황을 거부하고 원망하기보다는 사실을 받아들이고 심리적인 충격을 극복한 뒤 희망적인 생각을 가지는 것이 중요하다.

'희망'은 암을 이기려는 최선의 노력을 이끌어 내고, 이러한 환자의 노력은 의사의 치료와 더불어 암을 보다 쉽게 완치할 수 있다.

또한 환자는 암에 대한 올바른 지식을 갖도록 노력해야 한다. 올바른 '지식'이 없으면 환자는 불안해진다. 불안한 마음은 상업적인 정보나 과학적으로 증명되지 않은 정보에 쉽게 빠져들고, 이로 인해 신체적 또는 경제적 손실을 입는 경우가 많다.

의사와의 원활한 커뮤니케이션

환자들은 수첩을 하나 사서, 암의 진단을 받고 치료를 받으면서 본인이 인간적으로 느낀 점들도 메모하고 설명들은 것들도 적어 두고, 그 외 체중 변화, 이벤트(예, 설사나 토하였을 때 먹었던 음식들), 또 진료 때 물어 보고 싶은 사항들을 기록하는 것이 좋다. 그러면 의사와의 의사소통에 큰 도움이 된다.

우리나라의 의료 현실에서는 바쁠 수밖에 없는 외래 진료에서 환자들은 진료 보고 나온 뒤 '이것을 물어 보았어야 했는데' 하고 후회하는 경험이 한두 번이 아닐 것이다. 이런 메모 습관은 다른 분야에서와 마찬가지로 암 투병에도 좀 더 조직적으로 대처할 수 있어 많은 도움이 된다.
또한 의료진에 대한 적극적인 신뢰를 가져야 한다. 환자와 가족들은 누구나 자기의 담당 의사가 환자에게 최선을 다해 주기를 기대한다. 의사 또한 환자들마다 최선의 선택과 치료를 하려고 노력한다.
외래에 처음 찾아온 어떤 환자는 다른 병원에서 권한 치료법과 비교하려는지 이것저것을 물어 보았는데, 품 안에는 대화를 녹음하는 것으로 보이는 마이크가 보였다. 이런 환자와 의사는 좋은 신뢰 관계를 형성할 수가 없다.

대체 의학이나 자연치료 등의 병행

누구나 위암이 많이 진행되어 재발의 가능성이 높거나 아예 수술도 할 수 없는 4기 위암이라 판명받으면, 다른 치료 방법이 없을까 찾아 나서게 된다. 심지어 완치 가능성이 높은 조기 위암 환자들도 몸에 좋은 것이 없느냐고 질문한다.
그러나 아직 대체 의학이나 자연치료 등에서 과학적으로 증명된 위암 치료법을 찾는 것은 어렵다. 이런 치료에 관심이 있다면 담당 의사와 상의하여 결정하는 것이 바람직하다.
흔히 의사들은 무조건 이런 것들을 반대한다고 말하지만 이런 방법들이 환자들에게 신체적으로, 금전적으로 큰 부담을 주지 않는다면 굳이 하지 말라고 하겠는가? 과학적으로 환자의 생존에 도움이 되는 것이라고 밝혀진다면 오히려 적극 권할 것이다.
주변에서 "무엇을 먹으니 암이 완치되었다더라"는 등의 얘기를 많이 들었을 것이다. 그러나 대부분 과학적 근거가 희박하므로 의사와 상의하지 않고 독단적으로 행하면 환자에게 안 좋은 영향을 미칠 위험이 있다.

실제로 잘못 복용하여 독성 간염으로 간 전문 내과에서까지 진료를 받아야 하는 경우를 너무도 많이 본다. 이런 면에서 결국 손해는 환자와 가족들의 몫이므로 국가기관에서 이런 치료법 등에 대하여 통제·관리하고 계몽해야 할 것이다.

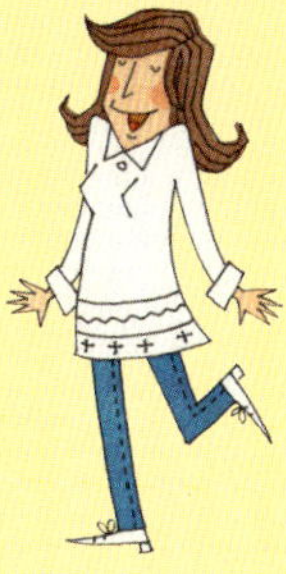

18

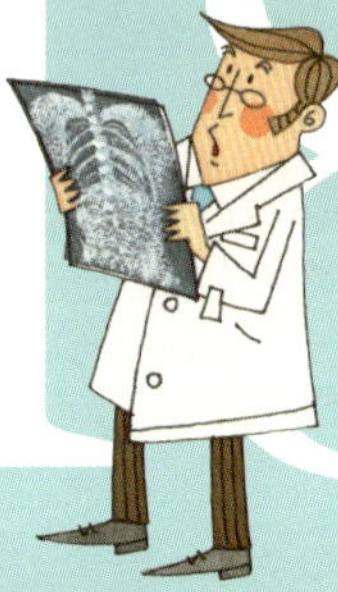

위암을 이겨 낸 성공 사례

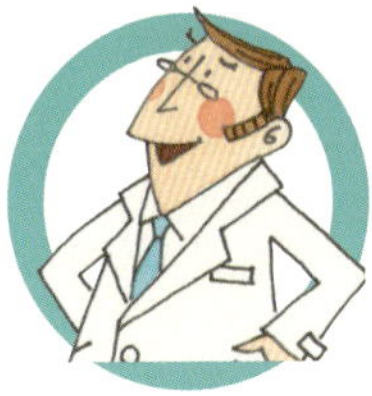

두려움에서 더 없는 행복으로, 위대한 탄생

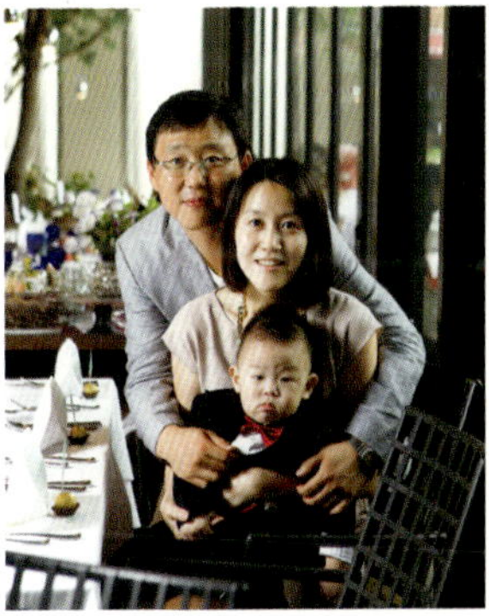

그림 17. 위암을 이겨 내어 새 삶을 찾고 또 다른 생명을 낳은 아름다운 사람, 김현정 씨.

5년 열애 끝에 결혼한 지 1년 반 정도 지난 2007년 3월, 김현정 씨는 회사에서 실시하는 가족 건강검진을 받았다. 얼마 후 건강검진 결과를 들으러 병원을 찾았는데, 진행성 위암이라는 판정을 받았다. 그때 그녀의 나이는 불과 29세(만 27세)였다. 청천벽력과도 같은 암 선고…….

실감조차 나지 않았다. 무서운 마음에 며칠을 울기도 했다. 하지만 언제까지 눈물만 흘리고 있을 수는 없었다. 스스로 마음을 다독이며 위암 수술 명의를 알아본 끝에 서울대학교병원을 찾았다. 희망이 보이는 듯했다. 그리고 수술대에 오를 마음을 먹었다. 암 선고를 받은 지 한 달 만인 2007년 4월의 일이다. 수술은 잘 끝났지만 진행 위암이었기에 여덟 번의 항암 치료를 받아야 했다. 그 과정은 결코 쉽지 않았다.

하지만 김현정 씨와 남편은 용기 있게 이러한 과정들을 치러냈다. 치료를 받는 와중에도 서울대학교병원에서 마련한 위암 환자 교육에 자원 봉사로 참여했고, 교육 200회를 맞는 자리에는 부부가 축하 떡을 준비해 와서 환자와 의료진들과 나누기도 했다. 수술과 치료로 약해진 몸을 회복한 3년 뒤부터 산부인과를 다니며 임신 준비를 했다. 포기하지도 않았고, 의심하지도 않았다. 의료진을 믿었고 긍정의 힘을 믿었다. 얼마 지나지 않아 부부는 자연 임신에 성공했고 무사히 순산하는 기쁨을 누렸고 아이의 돌잔치도 열었다.

위암을 당당하게 이겨 낸 엄마와 열심히 외조를 해 준 아빠가 건강하게 자란 아이와 함께 맞는 첫 잔치. 그 기쁜 자리에는 가족 친지는 물론, 수술을 집도했던 양한광 교수를 비롯하여 김현정 씨를 치료하고 돌본 의사, 간호사, 의대생, 함께 위암을 극복해 가며 교육 봉사 활동을 했던 동료 위암 환자들이 대거

참석했다. 양 교수의 말대로 “스스로 희망을 찾고 새 삶을 찾고, 더 나아가 새로운 삶을 탄생시킨 부부를 축하해 주기 위해” 모인, 또 다른 가족이나 다름없는 이들과 김현정 씨는 감사와 기쁨과 행복을 담은 웃음을 주고받았다.

김현정 씨가 암을 극복한 것은 물론 아이까지 건강하게 낳아 키울 수 있었던 원동력은 바로 ‘긍정적인 마음가짐과 생활습관’이었다. 그녀는 암을 가볍게 스쳐가는 병 정도로 여기고 식습관을 바르게 고치는 기회로 삼았다. 스트레스나 근심, 걱정 등 모든 것을 내려놓고 마음을 비우니 생활은 오히려 아프기 진보다 더 건강해졌다. 전엔 운동도 하지 않았는데, 암을 계기로 등산과 마라톤을 시작했다. 더불어 함께 걷고 뛰어준 남편이 있었기에 외로움이나 우울증도 극복할 수 있었다.

아프고 나니 모든 것에 감사하고 모든 분들이 감사하다는 김현정 씨. 앞으로 삶의 목표는 ‘더 이상 가족에게 걱정 끼치지 않고, 앞으로 우리 가족 건강하게 행복하게 사는 것’이다. 아무리 소박한 꿈도 충분한 노력이 없으면 허락되지 않는 법이다. 목숨을 걸고 귀한 생명을 지켜낸 김현정 씨의 절실한 노력이라면 그 꿈은 반드시 더 단단하고 풍요롭게 여물 것이다.

(글: 박근영, 사진: 이내정)

19

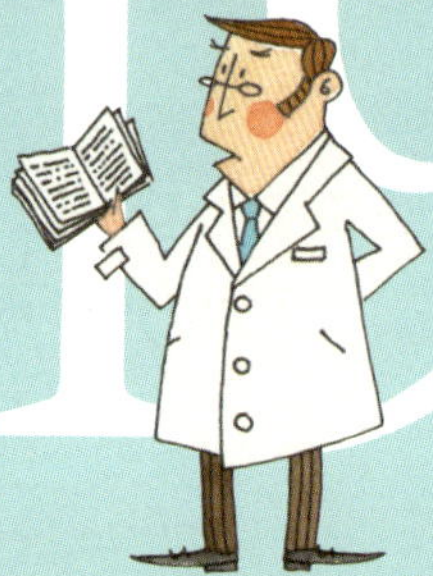

Q&A
위암에 대한 궁금증 27가지

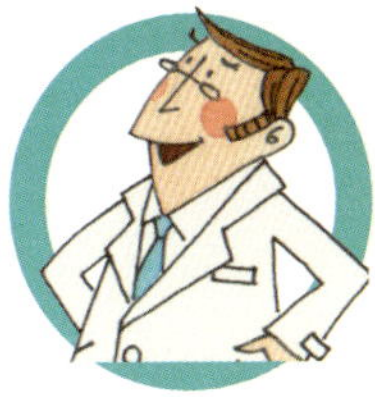

Q 위암은 어떤 사람에게 잘 생길까?

A 위암 원인은 지금까지의 많은 연구를 종합하여 보면 한 가지 원인만으로 설명되지 않고 여러 요소가 같이 작용한다고 보고 있다. 헬리코박터균의 감염, 염장 식품, 흡연 등이 중요 관련 인자이고 유전적 요소는 아직 크게 밝혀져 있지 않다. 물론 유전성 위암 가계에서는 체내 정상 세포의 암 유전자의 이상이 대물림하여 일어난다는 것은 확인이 되었다(35쪽, 113쪽 복습). 다른 요인으로는 악성 빈혈, 위축성 위염 및 위 점막의 장점막 변이 환자와 2cm 이상의 위 용종을 가진 사람 등이다. 그러나 우리는 대한민국 사람이라는 것만으로도 고위험군에 속한다.

Q 짜게 먹으면 위암에 걸릴 가능성이 높은가?

A 앞에서 공부한 것과 같이 위암 발생과 중요 연관 인자가 여러 역학 연구에서 소금의 섭취량 또는 소금에 절여 보관한 음식의 섭취와 연관이 있다. 우리나라 사람은 소금 섭취나 젓갈류와 같은 염장 식품을 매우 선호하는 국민이다. 이제까지의 식생활 습관을 하루아침에 바꾸기는 어려울 것이고 중장년층은 이미 이런 위험에 노출되어 왔기에 필자는 오히려 중장년층 사람들은 매년 위내시경 검사를 하는 것이 더 중요하다고 강조하고 싶다. 반면에 자라나는 아이들에게는 서서히 우리 식생활 문화를 바꿔줘야 할 것이다(35쪽, 105쪽 복습).

Q 위궤양이 오래되면 위암에 걸릴 확률이 높은가?

A 우선 위염은 대부분 증상이 간단한 치료로 완쾌되거나 저절로 증상이 없어지는 경우가 대부분이므로 암과는 전혀 다르다. 그러나 위궤양 중 극히 일부는 나중에 그 자리에 암이 생길 수도 있고, 또 처음부터 암이었는데 위궤양처럼 보여 오진했을 수도 있기 때문에, 위궤양이 있다면 반드시 내시경 검사를 할 때 조직 검사도 함께 받아야 한다. 그렇기 때문에 일반적인 위염이나 위궤양은 위암의 전구 질환이라고 하기는 어렵지만 헬리코박터균 감염, 만성 위축성 위염, 악성 빈혈, 선종성 폴

립 등은 위암으로 발전할 가능성이 있으므로 적절한 치료를 하고 주기적으로 관찰할 필요가 있다.

Q 위암의 병기에는 무엇이 있나?

A 위암은 위의 가장 안쪽을 싸고 있는 점막에서 발생하여 점막 → 점막하층 → 근육층 → 장막층의 순서로 파고 들어가 위벽을 침범하며, 위 주변의 림프절로 옮겨 가면서 병이 진행하는 일이 흔하다. 더욱 진행되면 장막층까지 뚫고 나온 암세포가 위 주변의 간, 췌장, 비장, 대장 등을 직접 침범하기도 한다. 또한 복강 내로 떨어져 나와 복막에 씨를 뿌리듯이 자리를 잡고 퍼지는 경우도 있고(복막 전이), 암세포가 혈관이나 림프관을 타고 간·폐·뼈 등 멀리 떨어져 있는 다른 장기로 옮겨 가서 자라기도 한다(원격 전이).

이렇게 다양한 위암의 진행 상태에 대한 분류 방법으로, 위벽의 침습 깊이를 이용한 '조기 위암'과 '진행 위암' 분류법, 전이 림프절의 위치와 관련하여 일본 위암학회에서 규정한 1, 2, 3군 림프절의 개념, 위암의 침윤 정도(T병기), 림프절 전이(N병기), 복막/원격 전이 상태(M병기)를 종합한 TNM 병기 분류법 등이 사용되고 있다.

이 중 환자의 예후 예측면에서 가장 많이 사용되는 국제 병기 분류법은 TNM 병기로 위암의 침습 깊이에 따른 T병기, 전이 림프절 개수에 의한 N병기, 복막/원격 전이 여부에 따른 M병기를 모두 종합하여 1기에서 4기로 나뉜다. 원격 전이가 있으면 T, N 병기에 관계없이 4기로 분류된다.

Q 위암에 걸리면 100% 수술하나?

A 위암의 완치를 위해서는 수술이 근본적 치료이므로 가능하면 수술을 받아야 한다. 그러나 암의 원격 전이가 확인되거나 주위 조직 침윤 등 4기 위암 환자는 수술적 치료로 완치가 불가능하므로 항암 화학 요법을 시도한다.

진행성 위암은 완치를 위해 위암을 포함한 상당 부분의 위와 주변 림프절 조직을 철저히 제거하는 것이 필요하지만 조기 위암 중 매우 초기인 경우에는 수술이 아닌 내시경 절제술을 받을 수 있다. 즉, 암이 위 점막에 국한되고 크기가 2cm 미만이며 암세포의 분화형이 고분화형이면 위내시경을 통해 제거할 수 있다. 위암은 대부분 심한 자각 증상 없이 위내시경으로 발견되기 때문에 정기검진이 중요하다.

Q 복강경 수술은 어떤 병기에서도 가능한 수술법인가?

A 위 하부 조기 위암은 활발한 임상 연구와 함께 복강경 수

술이 점차적으로 개복수술을 대체해 가고 있다. 하지만 진행성 위암은 개복수술과 복강경 수술을 비교하는 제3상 임상 연구가 국내 유수의 여러 기관에서 현재 진행 중에 있다. 현재 개복수술법이 진행성 위암의 표준 치료법이다.

또한 위 상부 혹은 식도에 가깝게 위치한 위암은 복강경 시야에서 위암 절제 후 남은 소화관들을 이어 주는 문합 과정을 시행하는 것이 기술적으로 매우 까다로울뿐더러 아직 안전성에 대한 근거 역시 충분하지 않다. 때문에 이러한 위 상부나 식도에 가깝게 위치한 조기 위암은 집도의에 따라서는 수술 과정 전체를 복강경하에서 하기도 하고, 복강경 시야에서 위 절제를 하고, 문합 과정에서는 개복수술로 전환하여 시행하거나, 처음부터 전체를 개복수술로 시행하기도 한다. 이 또한 식도-소장 문합술에 대한 제2상 임상 연구가 현재 국내에서 진행되고 있다.

주의할 것은 조기 위암이라 할지라도 위암의 위치, 이전 수술과 시술 등으로 인한 유착 또는 수술 도중 발생한 불가피한 출혈 등으로 인해 적절한 범위의 안전한 수술 시행이 어려운 경우에는 종양의 근치적 안전 절제가 최우선이라는 원칙에 입각하여 얼마든지 개복수술로 시행할 수 있다는 점이다.

Q 위암 치료 후, 정상적인 일상 생활은 가능한가?

A 위암 수술 후 보통 1, 2개월 지나면 일상 업무에 복귀하는 데 큰 지장은 없다. 다만 위가 작아진만큼 식사는 6개월에서 1년 정도의 적응 기간 동안 수술 전과 달리 소량씩 자주 먹어야 한다. 위암 수술을 받으면서 환자들은 흡연을 비롯한 여러 가지 정리하고 싶었던 나쁜 습관을 바로잡을 기회가 된다. 특히 흡연은 여러 가지 암 유발 및 폐 기능 손상 등 굳이 언급하지 않아도 나쁜 것임을 누구나 잘 알고 있다. 단지 독한 습관성 때문에 끊을 수 없었을 뿐이다. 그렇게 얻은 어려운 기회를 그것도 위암 수술과 바꾼 기회를 다시 흡연의 습관으로 말려들지 말기를 바란다. 또한 육체적 노동이 심한 직업을 갖고 있다면 업무량을 조금씩 점차적으로 늘려 체력에 무리가 오지 않도록 잘 조절해야 한다. 이러한 몇 가지 유의 사항만 잘 지킨다면 일상 생활에는 문제가 없다.

Q 위 전 절제술 후에 위가 없이도 생활할 수 있나?

A 많은 환자들이 위를 다 절제한다고 하면 걱정한다. 위암 환자의 20% 정도가 위 전 절제술을 받는데, 외래 대기실에서 주변을 보면 다른 환자들과 영양 상태가 크게 차이나지 않는다. 즉, 위 전 절제를 받는다 하더라도 음식 먹는 데 적응 기간이 약

간 길다는 것 말고는 차이가 없다. 위가 남으면 역류성 위염 등으로 증상이 있기도 하나 위가 없는 환자는 오히려 이런 증상이 없다. 위가 남은 환자들과 달리 정기적으로 비타민 B_{12}를 주사로 보충해야 한다.

Q 위 절제 수술을 받으면 식사를 못하는가?

A 위 절제 수술을 받으면 밥 먹기가 힘들어지는 것은 당연하다. 하지만 시간이 흐르면 차츰 좋아진다. 수술 전에 대부분의 환자들이 위를 2/3 또는 다 떼어내면 음식을 못 먹게 되는 것이 아닌가 걱정을 많이 하는데, 수술 직후 첫 수개월 동안은 아무래도 한 끼에 먹을 수 있는 양이 적기 때문에 하루 섭취량을 세 끼 이상 여러 번의 식사로 나누어 먹어야 한다. 음식을 삼킬 때도 가능한 한 단맛이 날 정도로 오래 씹어 조금씩 삼켜야 하지만 6개월 정도 지나면 많은 환자들이 하루 세 끼를 주식으로 하고 그 사이에 빵이나 과일 등의 간식도 먹을 수 있다.

Q 위암 수술에는 어떤 위험이 있는가?

A 모든 수술은 필연적으로 높고 낮음의 차이는 있지만 합병증의 위험이 있다. 위암 수술 역시 마찬가지이다. 근본적으로 위 수술은 위 주변에 인체의 중요 장기와 큰 혈관들이 자리 잡

고 있어 세심한 수술 기법이 필요하면서도 비교적 난이도가 높은 수술이다. 위로 들어가는 많은 혈관들을 묶어야 하므로 수술 중이나 수술 후에는 출혈의 위험성도 있다. 광범위하게 림프절 절제도 하게 되므로 수술 부위에 체액들이 고여 농양을 형성하기도 하고, 췌장루와 연결된 장의 봉합 부위가 누출되기도 한다. 그 외 무기폐, 폐렴, 췌장루 등이 발생할 수 있다.

그리고 환자가 원래 가지고 있는 지병에 따라 다양한 합병증이 나타날 수 있다. 그러나 경험 많은 외과 의사가 집도하는 위암 수술은 비교적 안전하다. 우리나라의 위암 수술 숙련도는 외국에 비해 매우 높은 편이며, 위암 치료 성적도 서양보다 좋아 합병률 및 사망률은 각각 10~20%, 0.5%로 낮다. 위암은 우리나라에서 많이 생기는 암으로 대부분의 국내 위암 전문의들은 위암 수술에 매우 풍부한 경험을 가지고 있으며 치료 성적도 뛰어나다(86페이지 복습).

Q 내시경 절제는 언제 가능한 방법인가?

A 현재 인정받고 있는 조기 위암에 대한 내시경 치료는 ① 점막에 국한된 분화암으로, ② 융기형인 경우 2cm 이하, ③ 궤양을 동반하지 않은 함몰형인 경우는 1cm 이하로 제한한다. 이유는 이러한 적응증에 해당하는 조기 위암은 여러 연구를 통하

여 림프절 전이를 비롯한 원격 전이의 가능성이 매우 낮아 내시경 절제만으로도 근치적 치료가 가능하기 때문이다.

일반적으로는 절제한 위 조직의 병리 검사 소견에서 위암이 점막하층까지 침투해 있거나, 분화도가 좋지 않은 경우, 암세포의 혈관 및 림프절 침윤이 관찰되는 경우에는 위 주변 림프절 전이의 가능성이 있으므로 림프절 절제술을 포함한 추가 위 절제 수술을 권유한다.

최근 들어 내시경 기구의 발전과 시술자의 경험을 토대로 더욱 큰 크기, 미분화형 위암, 혹은 점막하 위암에서까지도 내시경적 절제술을 확대하여 시도하려는 기관도 있다. 하지만 확대된 적응증에 대해 내시경적 절제술만을 시도하였을 때 동반된 림프절 전이 가능성으로 인하여 위암 완치의 기회를 놓칠 수 있다는 주장이 여전히 계속 제기되고 있어 극히 세심한 주의가 필요하다. 한편 이러한 림프절을 선별적으로 찾기 위한 감시 림프절에 대한 연구가 진행되고 있지만, 이 또한 안전성이 충분히 확립되어 있지 않아 임상 연구가 진행되고 있다.

Q 위 절제 수술 후 위 기능이 돌아오지 않으면 어떻게 해야 하나?

A 위 수술 후에는 위의 용량이 적어지기 때문에 몇 숟가락 먹지 않아도 배가 부르다고 느끼고 거기서 한두 숟가락 더 먹으

면 왼쪽 윗배나 왼쪽 어깨가 아픈 것을 느끼는데 이는 과식의 신호이다. 자신의 용량을 넘기지 않도록 주의만 하면 문제가 되지 않는다.

그러나 위 절제술 후에 환자가 음식이 잘 안 넘어가거나 토하는 경우가 있다. 위 수술 후에는 남은 위와 소장을 연결해 주거나, 위를 다 절제한 경우에는 식도와 소장을 연결한 부위가 있어 이곳이 잘 아물어서 음식이 잘 넘어가야 한다. 그러나 드물게는 이곳이 쪼그라들어서 좁아지면 환자는 음식을 넘기는 것이 힘들어진다. 식도 연결부인 경우에는 삼키자마자 곧 가슴 밑이 걸리는 느낌이 있다. 반면에 위에서 내려가는 곳의 연결 부위가 좁아진 경우에는 음식은 넘어가지만 많이 먹지 못하고 이내 토하는 것을 반복한다. 이 경우에는 병원을 찾아서 확인받아야 한다.

또한 수술을 받으면 뱃속(복강 내)의 소장들이 서로 또는 복벽에 붙을 수 있는데(유착), 유착이 있더라도 음식이 잘 내려가면 괜찮은데(환자들 중에는 음식을 먹으면 물 흐르는 소리가 난다고 하기도 한다). 과식을 하거나, 너무 빨리 먹거나, 좋지 않은 또는 맞지 않은 음식을 먹을 때에는 음식이 잘 안 넘어가 유착 부위 위쪽으로 소장이 늘어나게 되어 환자는 쥐어짜듯이 간헐적으로 배가 아프고 방귀도 안 나오고 배는 불러오게 된다. 심하면 토하기까지 한다.

아무것도 먹지 않고 기다리면 경우에 따라 풀리곤 하지만 장이 심하게 늘어나 상태가 오래 지속되면 장의 혈액 순환이 나빠져 장이 괴사, 즉 썩게 되는데 그러면 수술하여도 소장을 많이 절제하여야 하고 심하면 수술을 받는다 하더라도 사망할 수 있어 배 아픈 것이 평소와 다르다 싶으면 지체하지 말고 병원으로 와야 한다.

Q 항암 치료는 수술보다 더 힘든가?

A 환자들마다 힘들어 하는 부분이 다를 수 있으므로 반드시 어느 것이 힘들다고 말하기는 어렵다. 항암 화학 요법은 구역질, 구토, 설염, 설사, 골수 기능 저하 및 이에 따른 감염 등의 부작용이 나타날 수 있으나 현재 이에 따른 치료법이 많이 발달하고 있다. 항암제 또한 부작용을 최소화하고 항암 효과를 높이기 위해 많이 연구하고 있으므로 미리 두려워하지 말고 치료 전에 담당 의료진과 함께 치료 방침을 세우길 바란다.

Q 퇴원 후 죽은 언제까지 먹는가?

A '퇴원 당시까지 병원에서 먹었던 죽을 언제까지 계속 먹어야 할까?', '밥은 언제부터 먹을 수 있을까?'와 같은 고민을 하

는 환자들이 많다. 죽은 밥에 비해 영양 밀도가 낮아 너무 오래 죽만 먹으면 체중을 비롯한 영양 회복이 더딜 수 있다. 수술 받고 처음 1~2주 동안 죽을 먹는 이유는 아직 위가 회복 중이고, 입에서 씹어먹는 데 익숙해 있지 않기 때문이다. 따라서 입에서만 잘 씹는다면 (밥을 먹어도 죽이 되어 넘어가게 되니) 퇴원하면서부터 죽을 먹되 한 숟가락 두 숟가락 단계적으로 부인 또는 남편의 밥을 넘겨받아 잘 씹어서 넘기면, 일주일 정도 지나면 밥으로 바꿀 수가 있다. 씹을 때 단물이 나온다고 느낄 정도면 충분히 씹은 것이다. 요즘 유행하는 양배추를 데쳐 먹거나 갈아먹는 것은 위 수술 받은 환자들에게 설사를 유발하니 따라해서는 안 된다.

Q 위암 치료 후 먹으면 좋은 음식은?

A 위암 환자가 먹어야 할 음식이 따로 있는 것은 아니기 때문에 편식하지 않고 골고루 잘 먹는 것이 중요하다. 육류, 생선, 달걀, 우유, 두부에는 단백질이 풍부하다. 빈혈이 있으면 붉은 살코기를 잘게 썰어 지방이 있는 부위는 떼어내고 소량을 섭취하고, 빈혈이 없다면 붉은 살코기보다 흰살 생선이나 우유, 달걀로 대체하여 섭취하는 게 좋다. 채소와 과일에는 비타민과 미네랄이 풍부해서 반드시 섭취해야 하지만 위가 회복되지 않은

상태에서는 섬유질 많은 채소들은 소화가 쉽지 않다.

우리 영양과에서는 다음과 같이 권장한다. 수술 후 1~2개월 이내에는 당근, 무, 호박 등을 살짝 데쳐 먹고, 토마토나 오이 등 날것은 껍질을 벗겨 먹는 것이 좋다. 과일은 파인애플 등 섬유질이 거친 것들은 당분간 자제하고 복숭아와 사과 등 부드러운 과일로 대체 섭취하면 수술 후 위 회복에 도움이 될 것이다. 지방은 적은 양으로 고칼로리를 섭취할 수 있어 좋지만, 소화흡수에는 부담이 많다. 때문에 소량씩 자주 섭취하되 전체 섭취 칼로리의 20% 선으로 유지한다.

칼로리는 개인차가 있겠지만 수술 후 1~2개월엔 1,500~1,600kcal를, 수술 후 2~3개월이 되면 1,880~1,900kcal 정도로 맞춰서 섭취하고, 식사 후에는 위장으로 가는 혈류량을 최대한 증가시키기 위해 편하게 쉬는 것이 좋다.

필자가 듣는 제일 잘못된 속설 중에 하나가 고기를 먹으면 안 된다는 것이다. 그렇다면 고기를 많이 먹는 서양사람들은 다 위암으로 죽었어야 하지 않은가. 특히나 항암 약물치료를 받는 환자들은 항암제 주사를 맞고 나면 잘 회복하여야 그다음 주사를 제대로 맞을 수 있기 때문에 잘 먹어야 한다. 반면에 무슨 음식이든지 지나치게 먹는 것은 그렇게 현명한 방법이 아니다. 골고루 섭취하는 것이 영양 균형에 좋다.

Q 위암 치료에 도움이 되는 운동법은?

A 가벼운 운동은 수술 후 회복에 도움을 준다. 처음 한 달 정도는 가볍게 걷는 것이 좋다. 수영이나 자전거·등산·골프 등 가벼운 운동은 그다음 단계에서 할 수 있고, 테니스·축구·농구·마라톤 등과 같은 격렬한 운동은 몸의 회복 정도에 따라 강도를 조절하면서 서서히 시작하는 것이 좋다. 수영을 즐기던 사람은 처음에는 수영장 물 안에서 걷는 것부터 한다든지, 골프하던 사람은 연습장에 가서 어프로치 샷부터 시작해 서서히 운동량을 늘려가면 될 것이다. 필자의 환자 중에는 골프를 너무나 좋아하여 개복수술 후 퇴원하고 2주일 만에 필드에 갔다 왔다고 자랑을 하였다. 필자는 농담으로 개복수술 후에 퇴원하자마자 골프 스윙을 크게 해도 괜찮다는 임상 실험을 해 줘서 감사하다고 넘겼지만, 대개 수술 후 2~3개월 정도는 여러 가지로 적응 기간이니 먹는 것도 조심해야 하고 갑작스럽게 심한 운동을 하는 것도 바람직하지 않다. 그런데 어떤 환자는 지나치게 운동하여 체력을 너무 소모하는 경우가 있는데 위 절제 후에는 식사량이 감소하여 칼로리가 부족한 경우가 있으므로 체력 소모가 심한 무리한 운동은 삼가야 한다.

Q 위암 수술 후 성생활을 해도 될까?

A 수술 후 체력이 회복되면 위암 수술을 받았다고 부부간의 성생활을 피할 이유는 없다. 수술 후 규칙적인 생활과 금주와 금연을 실천하고 식생활을 조심스럽게 하다 보면 오히려 수술 전보다 훨씬 건강하게 살 수 있다. 가족과 부부간에 같이하는 시간도 늘고 부부관계도 더욱 좋아질 것이다. 암은 신체 접촉에 의해 옮는 병이 아니므로 수술 후 큰 합병증이 없으면 한 달 정도 후부터는 일상 업무로 복귀하라고 권한다. 집에서 쉬면서 소일만 하다가는 오히려 부부간에 짜증이 늘어나는 경우도 종종 있다. 암으로 진단받고, 수술받을 때 서로를 위하던 마음이 어느새 잊혀지기 때문이다.

필자는 환자들에게 퇴원할 때 환자와 배우자에게 서로 편지를 써 보라고 한다. 그러면 환자들마다 대개 결혼 후에 처음 써 본다고 말하기도 하고, 또 그 절망스러운 상황에서 배우자에 대한 사랑도 다시 일깨우고 또 여러 가지 다짐도 하게 된다고 한다. 독자들도 한 번 배우자에게 편지를 써 보기 바란다. 여기 한 사례를 익명으로 올린다.

사랑하는 내 남편 OOO님에게

연애할 때 이후로 정식으로 편지를 써 보기는 처음인 것 같습니다.

오늘 아침처럼 너무 추운 날엔 늘 내 걱정해 주는 자기 생각이 나서 꼭 따뜻한 롱코트를 입고 나오게 된답니다.
항상 고맙게 생각하고 있습니다.
오늘 하루도 잘 먹고 잘 지냈는지 궁금합니다. 이젠 매일매일 뭘 먹었는지 잘 먹고 소화는 잘 시켰는지 그런 것이 궁금합니다.
직장에 복귀한 지 두 달……, 입원해서 수술 받은 지는 석 달……. 가장 맘고생 많이 했던 수술 전 기다림의 시간은 벌써 넉 달 반이나 지났습니다.
내가 워크숍 다녀오던 날 충격적인 소식을 전해 주던 자기 표정과 말투는 평생 잊지 못할 것 같습니다. 매우 담담하게 오히려 나를 안심시키려고 조심스럽게 말하던 자기의 마음을 알았기 때문에 눈물이 펑펑 났던 거지 암이라는 병에 걸렸다고 해서 운 게 아니랍니다. 자기 몸에 암세포가 생겨서 눈앞이 캄캄하고 암담했을 텐데, 충격 받을 나를 생각해서 위로하려고 마음을 가라앉히고 말하다니……. 당신은 멋진 사람입니다.
그때 나는 두 가지 생각이 들었습니다. 나와 아이들을 정말 많이 사랑하는구나, 그리고 자기를 속상하게 하는 나 때문에 이렇게 아프게 된 걸까 하는 자책이 들어서 눈물을 멈출 수가 없었답니다. 지금도 그때 생각을 하니 눈물이 납니다.
그동안 내가 너무 못해 주고 맘 아프게 해서 미안했다고 말하고 싶습니다.
여보! 사랑하고 존경합니다.
따지고 보면 그리 길지도 않은 시간 동안 우리에게 일어났던 놀라운 변화들이 지금 생각해도 믿지 못할 정도여서 신기하면서도 그저 감사할 뿐입니다.
늘 건강에 자신 있었던 내 남편이 무사히 암 수술을 잘 받았고 퇴원만 하면 편안한 마음으로 집에서 잘 요양하면 남들보다 월등히 빠른 속도로 회복하겠지 하고 믿었는데…….
돌아온 지 며칠 후부터 먹지도 못하고 눈에 띄게 왜소해지는 모습에 난 큰 충격을 받았고 감당하기 좀 어려웠습니다. 매일 매순간 나는 자기의 컨디션에 촉각을 세우고 뭘 먹어야 하루하루를 잘 견디고 빨리 회복할 수 있을까, 그리고 한 끼 식사가 사람의 생사를 좌우할 수 있다는 생각에 잘 먹고 잘 살았던 지난날들이 얼마나 행복한 순간들이었는지 새삼 깨닫게 되었습니다.

한 달을 고생하며 잘 견뎌 준 자기가 참 대견하고 고마웠습니다. 좀 이른 감이 있지만 서로를 생각해서 각자 직장에 복귀하면서 예상보다 빠르게 적응하고 몸이 회복되는 걸 보며 안도의 한숨을 쉬었습니다. 운동을 다시 시작했을 때 자기 몸 상태에 비해 너무 무리를 하는 것 같아 걱정을 많이 했는데 그래도 지금에 와서 보면 그렇게 시작하길 아주 잘한 것 같습니다. 매일 거울을 보며 근육은 얼마나 생겼는지 탄력은 얼마나 붙었는지 이리저리 살펴보는 모습을 보며 처음엔 정말 민망하면서도 안타까웠는데 두 달이 지난 지금, 벌써 원상회복이 돼서 거울을 보는 모습은 정말 보기 좋습니다. 그것도 감사합니다.

건강이 가장 중요한 건 누구나 다 알고 있지만, 우린 직접 체험으로 깨달았기 때문에 그렇지 않은 사람들보다 열심히 건강을 챙기고 가족을 소중히 여기며 더 행복하게 살아야 합니다.

수술 후에 자기 스스로를 잘 챙기고 집안일까지 분담해 가며 열심히 나를 돕는 자기의 변화된 모습에 많이 감동 받았고 아이들과의 소통이 전에 비해 더 좋아진 것도 난 정말 감사하게 생각합니다. 아이들이 아빠에게 가깝게 다가가는 모습을 보며 난 무척 행복하고 편안함을 느낍니다.

자기 스스로 노력해서 지금의 모습으로 회복된 내 남편이 나는 자랑스럽고 믿음직스럽습니다. 여러 가지 일들이 많이 있었지만 그저 감사하고 또 감사합니다.

여보! 우리 정말 행복하게 잘 살자. 이전보다 훨씬 행복하게 잘살자.

사랑합니다.

20XX년 1월 30일

자기의 소중한 아내가

당신에게,

요즘 나는 건강한 나의 일상에 너무도 만족하고 있으며, 그 중심에는 항상 당신과 가족이 함께 있다는 것에 감사하고 행복함을 느낍니다.

수술 후 3개월이 지난 지금 식사는 거의 정상이고 소화 기능은 왕성하며, 체력도 수술 전처럼 회복되어 나 스스로도 완전히 자신감을 회복했지요.

술과 담배를 멀리하고부터 일상에서 약간의 단조로움을 느끼긴 하지만, 수술 전보다 오히려 더욱 건강한 일상을 보낼 수 있고, 이전에 느끼지 못했던 소소한 재미들을 느끼고 있답니다.

지나간 20XX년 9월 17일은 앞으로 나에게 영원히 잊지 못할 하루로 기억될 듯합니다.

건강검진 센터로부터 위암이라는 연락을 받고 담당 선생님을 만나러 가는 그 짧은 시간 동안 나는 너무도 많은 생각을 했었지요. 나 자신과 가족, 친구, 회사 등, 해야 할 일, 하고 싶은 일은 많은데 여기서 복병을 만나다니……. 제발 초기이기를 두 손 모아 기도했었지요.

건강검진 센터 담당 선생님으로부터 위암 초기로 보이니까 큰 병원에서 수술 받으라는 말씀을 듣고, 믿기진 않았지만 한편으론 말기가 아니라서 참으로 다행이라는 생각을 했었지요. 집으로 돌아오는 길에 눈에 보이는 수많은 사람들의 일상이 얼마나 부러워 보이던지. 마치 나와는 다른 매우 행복해 보이는 그들을 보면서, 암이라는 것을 받아들이기가 쉽지가 않았지요.

집으로 돌아오자마자 서울대학교병원에 진료 예약을 하고 인터넷을 통해 조기 위암에 대해 어렴풋이나마 알게 되었고, 다행히 초기일 경우 완치율이 높다는 통계 자료를 보고 다시 한 번 나 자신 힘을 낼 수 있었지요.

그리고 당신에게도 위암 진단 사실을 알렸지요. 두 눈에 눈물을 흘리던 당신의 모습, 그리고 수술날인 10월 31일까지, 약 한 달 반 동안 불안한 마음으로 수술을 기다리던 나와 당신에게 참으로 어려운 시간들이었지만, 지금 생각해 보면 지금까지 살아온 날들에 대한 반성과 앞으로 어떻게 살아가야 할지에 대한 많은 고민을 했던 시간, 그리고 우리 부부가 서로의 마음을 가장 진솔하게 표현하는 소중한 시간이었습니다. 당신의 소중함을 다시 한 번 실감한 시기였지요.

입원과 수술 그리고 회복하는 과정에서 우리는 참으로 행운이라는 생각을 했습니다. 유문부를 보존하는 수술법으로 수술을 받았고, 최종 병기가 1기 a로서 항암치료를 받지 않아도 되었습니다.

수술 예후도 매우 좋아서 수술 후 통증도 심하지 않았었고, 수술 한 달 후부터 식사량은 거의 80% 수준으로 회복되었고, 소화 기능도 빠르게 회복되어 회사 복귀 후 동료들과 점심 식사를 같이 하는 데 큰 어려움이 없을 정도가 되었지요. 또한 식사량 증가와 함께 체력도 급격히 좋아져서 탁구 동호회에 나가서 게임을 할 수 있었으며, 수술 3개월이 지난 지금은 주말 오전 관악산 국기봉 산행과 오후 탁구 리그전에 참석할 수 있을 정도로 수술 전 체력을 완전히 회복하였습니다.

이러한 나를 보면서 당신과 우리 딸들 그리고 주변에서 나를 염려하시던 많은 분들이 안심하는 모습을 보면서 현재 나의 모습에 감사와 행복함을 다시 한 번 느낀답니다.

일상적이고 평범한 삶이 얼마나 소중하고 행복한 것인지 이번 기회를 통해서 우리 부부는 너무도 실감하였지요.

지금까지 암 진단과 확진, 입원, 수술, 회복 등의 어려운 터널을 주변 많은 분들의 도움으로 무사히 통과했다고 여겨집니다. 모든 분들께 진심으로 감사드리고 싶습니다.

앞으로 우리에게 더욱 중요한 것은 재발 방지를 위해 지금보다 더욱 더 절제하고 규칙적인 생활을 통해 몸과 마음을 더욱 더 건강하게 만드는 것이라 생각됩니다. 이것이 나 자신이나 가족, 그리고 우리를 염려해 주시고 도와주신 많은 분들에 대한 보답이라 생각됩니다.

이번 일을 통해서 어려운 과정마다 항상 곁에서 같이 고민하고 든든한 버팀목,

인생의 동반자가 되어준 당신에게 진심으로 고마운 마음 전합니다. 인생에서 무엇보다 중요한 것은 가족이고 가족의 중심은 내가 아닌 바로 당신입니다.
나보다도 훨씬 많은 역할을 가지고 있기 때문이지요.
이제 인생 중반을 지나고 있고 살아온 날들보다는 살아갈 날이 많지는 않지만 어떻게 사는 것이 당신과 나 그리고 가족들 모두가 행복할 것인지에 대해 항상 생각하고 노력하고 있습니다. 앞으로 당신이나 가족에게 더욱 더 잘할 수 있도록 노력하겠습니다.
여보! 고생 많았습니다. 사랑합니다.

20XX년 1월

당신 남편 ○○○

Q 위암을 예방하려면 어떻게 해야 하나?

A 위암이 발생하는 원인은 정확하게 밝혀지지 않았으므로 1차적인 예방은 현실적으로 불가능하다. 다만 위험 요소들을 제거하고 주기적으로 검진을 하면 조기에 발견할 수 있어 2차 예방이 가능하다. 위암을 예방할 수 있는 음식으로 알려진 것으로는 신선한 채소와 과일이 있으며, 소금이 많이 들어간 음식과 훈제 식품, 탄 음식 등은 좋지 않다. 그러므로 음식은 싱겁게 먹도록 하며, 불에 탄 음식을 피하고, 신선한 과일이나 채소를 먹도록 한다. 그리고 속 쓰림이나 소화불량 등이 지속되면 의사와 상의하여 위내시경 검사를 받도록 하며, 40대 이후의

성인 남녀는 특별한 위장 장애 증상이 없어도 매년 1회 위내시경 검사를 받는 것이 좋다. 또한 반드시 금연을 권한다. 참고로 서울대학교병원 검진 센터의 자료를 보면 2년에 한 번 위내시경을 받으면 80%가 조기 위암이고 매년 위내시경 검사를 받으면 99%가 조기 위암이다.

Q 위 절제술 뒤 건강 기능 식품이나 약용 식품(홍삼, 약용 버섯 : 상황버섯, 차가버섯)과 같은 것을 섭취해도 되나?

A 위암 수술 뒤 많은 환자나 가족들이 환자의 회복을 위하여 무엇인가 좋은 것이 있다면 섭취하게 하고 싶은 것이 다 같은 마음이다. 그러나 외래에서의 경험을 보면 생약 성분이 들어 있는 인삼, 버섯 또는 녹즙 등 농축된 식품들이 독성 간염을 일으키는 것을 본다. 심지어는 심한 독성 간염으로 환자를 잃을 뻔한 경우도 있었다. 그러므로 그런 것들보다는 일상적인 식품을 골고루 섭취하는 것이 가장 적절하다.

Q 밀가루 음식은 정상인들도 소화가 잘 안 된다고 하던데, 국수나 라면, 빵을 먹어도 되나?

A 위 절제 수술 뒤 먹고 싶은 음식이 있으면 조금씩 시험해 보는 것이 좋다. 근본적으로 먹지 못할 것은 없으나 개인에 따

라서는 잘 받지 않는 것들이 있어 설사를 하거나 배가 거북할 수도 있다. 그러나 한 번 맞지 않았다고 계속 먹지 않을 필요는 없다. 위나 장이 늘어나고 적응이 되면(수개월 정도 지나서는) 다시 시도해 보는 것이 좋다. 조금씩 양을 늘려 가면서 괜찮은지 자신이 테스트해 보는 것이 좋다.

Q 수술 뒤 몸을 회복하는 데 개고기나 사골국물이 좋다던데 먹어도 되나?

A 위 절제 뒤 회복에는 균형 잡힌 영양 섭취가 중요하다. 개소주 등의 다른 생약 성분이 섞인 식품은 수술한 뒤 피하는 것이 좋다.

Q 위 절제술 뒤에 커피나 녹차와 같은 카페인 성분이 들어 있는 차를 마셔도 되나?

A 환자가 회복기에 좋아하는 식품이 있다면 조금씩 양을 늘려가며 테스트하는 것이 좋다. 커피나 녹차도 마찬가지다.

Q 매운 향신료(고춧가루, 후춧가루 등)로 만든 음식은 언제부터 먹을 수 있나?

A 수술 직후에는 아무래도 자극성이 많은 음식은 피하는

것이 좋다. 그러나 맵고 짜게 먹으면 안 된다고 생각하여 소금을 전혀 넣지 않거나 매코롬한 맛이 전혀 없는 맹탕 음식을 환자에게 먹이는 경우도 있는데, 환자는 음식 맛도 전혀 느끼지 못하고 전해질 부족으로 식욕이 저하되어 "힘이 없다"는 불평을 한다. 환자라 할지라도 어느 정도 조미가 되어야 맛있게 먹을 수 있다. 퇴원 직후에는 식사 시에 반찬을 씹기 좋게 작게 자르고 식탁에 물그릇을 옆에 두어 김치나 간이 진한 반찬은 살짝 씻어 먹게 하도록 한다. 그러면 환자를 위한 별도의 반찬을 준비하지 않아도 된다.

Q 삼겹살, 갈비와 같은 기름기 많은 고기나, 닭고기, 오리고기를 먹어도 되나?

A 회복기에 있는 환자가 좋아하는 식품이 있다면 조금씩 양을 늘려가며 테스트하는 것이 좋다.

Q 예전처럼 정상적인 식사는 언제부터 할 수 있나?

A 위 절제 뒤 한두 달이 지나면 정상적인 반찬으로 식사를 할 수 있다. 단 한 끼에 먹을 수 있는 양은 적응 시간이 필요하여(장이 늘어나게 되므로) 위가 남아 있는 경우에는 3~4개월, 위 전 절제 뒤 위가 없는 경우에는 6~9개월 정도 지나면 정상적인

양을 먹을 수 있다.

Q 찹쌀로 만든 떡이나, 탄닌 성분이 들어 있는 과일(감, 바나나 등)은 먹으면 안 되는가?

A 위 절제 뒤 위가 남아 있는 경우에는 위에서 음식 배출이 늦어지기 때문에, 감의 탄닌 성분이 위에서 분비되는 산과 합쳐져 위석이 될 수 있다. 물론 조금 맛으로 먹는다면 대부분 괜찮다. 10여 년 전에 환자 중에 명절에 감을 여러 개 먹고 나서 이것들이 돌이 되어 소장을 막아 장폐색증이 되어 응급 수술을 하였던 경우가 있었다. 먹은 감들이 돌이 되어 막고 있어서 제거하였던 것이다. 그러니 지나치게 많이 먹으면 안 된다.

Q 위 절제술 뒤 단맛이 강한 음식(꿀, 사탕 등)을 먹으면 안 되는가?

A 위 절제를 한 뒤에는 음식을 소장으로 보내는 배출은 늦지만 액체의 이동은 유문이라는 괄약근이 없어 소장으로 빨리 배출된다. 단맛이 강하다는 것은 그만큼 삼투압이 높아지게 되고 이는 장 안으로 물을 끌어들여 설사와 복통을 유발하게 된다. 그 때문에 단맛이 강한 꿀은 피하는 것이 좋다.